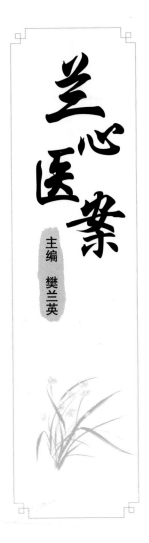

兰心医案

主编　樊兰英

全国百佳图书出版单位

中国中医药出版社

·北京·

图书在版编目（CIP）数据

兰心医案 / 樊兰英主编 . —北京：中国中医药出版社，2023.9
ISBN 978 – 7 – 5132 – 8126 – 3

Ⅰ . ①兰…　Ⅱ . ①樊…　Ⅲ . ①中医临床—经验—中国—现代
Ⅳ . ① R249.7

中国国家版本馆 CIP 数据核字（2023）第 072748 号

中国中医药出版社出版
北京经济技术开发区科创十三街 31 号院二区 8 号楼
邮政编码　100176
传真　010-64405721
三河市同力彩印有限公司印刷
各地新华书店经销

开本 710×1000　1/16　印张 10.5　彩插 0.5　字数 162 千字
2023 年 9 月第 1 版　2023 年 9 月第 1 次印刷
书号　ISBN 978 – 7 – 5132 – 8126 – 3

定价　58.00 元
网址　www.cptcm.com

服 务 热 线　010-64405510
购 书 热 线　010-89535836
维 权 打 假　010-64405753

微信服务号　zgzyycbs
微商城网址　https://kdt.im/LIdUGr
官 方 微 博　http://e.weibo.com/cptcm
天猫旗舰店网址　https://zgzyycbs.tmall.com

如有印装质量问题请与本社出版部联系（010-64405510）

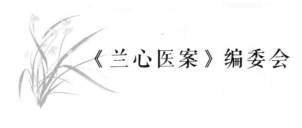

《兰心医案》编委会

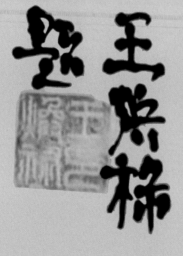

兰心医案

王焕禄 题

全国老中医药专家学术经验继承工作指导老师——王焕禄之墨宝寄语

樊兰英主任携工作室成员跟师名老中医
王焕禄门诊影像

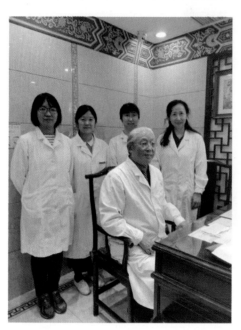

樊兰英主任（右1）携工作室成员跟师
名老中医王焕禄（右2）

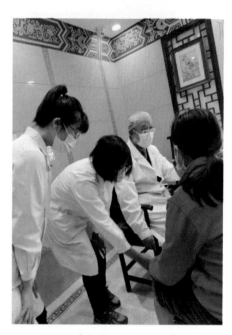

樊兰英主任携工作室成员跟师
名老中医王焕禄（右2）

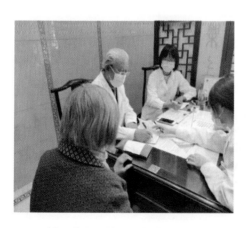

樊兰英主任携工作室成员跟师
名老中医王焕禄（左2）

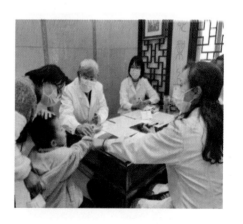

樊兰英主任（右1）携工作室成员跟师
名老中医王焕禄（左3）

工作室照片

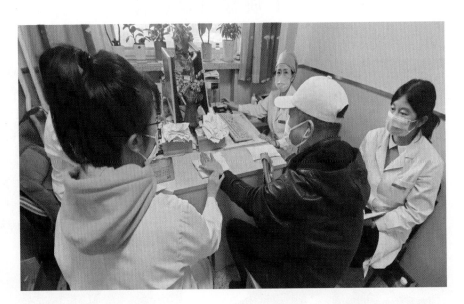

工作室成员跟师学习照片（右3樊兰英，右1许芳菲，左1袁臻）

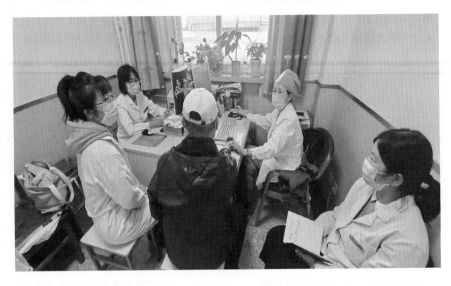

工作室成员跟师学习照片（右2樊兰英，左1袁臻，左2成婧冉，右1许芳菲）

序

樊兰英主任医师为了研修诊技，利用周末公休随从吾门诊8年有余。研修中，她喜于提问，认真总结，成绩优秀；所在单位诊量有增，求医者众多。

樊兰英主任幼时多病，身体羸弱，接受中医药治疗而愈，进而喜爱中医，故立志于学，要做好大夫，理想终得实现——1991年毕业于北京联合大学中医药学院。工作后，研读不辍，医技日新月异，2018年晋升为主任医师。2020年被评选为首都中医榜样人物和东城区知名中医专家，并在北京市普仁医院成立"樊兰英东城区知名中医专家工作室"，配备弟子跟师学习。经过师生的共同努力，卓越发挥，传承硕果有成——《兰心医案》将于近期出版，值得恭贺。

是书以樊兰英主任临床经验为核心，分列"兰心医话""专病论治""医案选录""附录"等四部分。"专病论治"分载咳嗽变异性哮喘论治、过敏性鼻炎论治等，共计12种常见病和难治病，有中有西，论理是中西贯通。既有历史沿革，又不乏现代研究成果；既以突出中医学的辨证论治手段为主，又合理地运用一些西医学检查方法。从效果看，符合时代需要。"医案选录"收集了樊兰英主任的临床效案72例。案录翔实，有始有终，既有中医的辨证，又有西医的诊断（部分），有利于读者的理解；选方用药广泛，既有经方也有时方，既有历代名医的经验方药，更不乏樊兰英主任自拟的良方妙药。

是书通篇以"四诊合参"为主轴，汲取西医学理论为我所用；以天人相应、因人制宜为辨证理念，遵循审证求因、治病求本的法则并结合实践，有的放矢。吾认为《兰心医案》一书，可读性强，可师可法。

期望樊兰英名医工作室的同道们，再接再厉，把传承工作做得更好，为中医事业的发展作出新贡献。

王焕禄

辛丑年冬

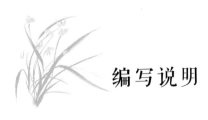

编写说明

　　樊兰英主任师承第四批全国老中医药专家学术经验继承工作指导老师王焕禄。她从小立志从医，通过自身努力习医、从医，后师承名家，临床经验丰富，形成了自己对多种常见疾病的独到见解，对一些疑难杂症、经久不愈的疾病更是辨证准确、遣药效佳。

　　2020年夏末，在东城区卫生健康委员会组织开展的2020年东城区知名中医专家、"希望之星"中青年中医专家评选工作中，樊兰英主任被评选为东城区知名中医专家，于北京市普仁医院成立了"樊兰英东城区知名中医专家工作室"。工作室成员包括中医学术经验继承人成婧冉、袁臻，中医适宜技术岗位能手许芳菲，自2020年9月开始为期两年的中医临床学习及经验传承。

　　在跟师学习期间，三位学生接触了大量的临床验案，并将之一一记录、总结，遂有了《兰心医案》初稿。本书分"兰心医话""专病论治""医案选录""附录"四部分，详细介绍了樊兰英主任的临证经验及其验案分析。其中，"兰心医话"下的"从医之路"部分为樊兰英主任撰写，余为三位学生撰写的樊兰英主任临床经验，全书均由樊兰英主任审校把关。

　　本书理论与实践相结合，可读性强，可供广大中医从业者及爱好者阅读参考。

《兰心医案》编委会

2023年8月

目　录

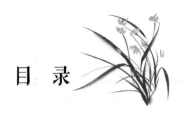

────── 兰心医话 ──────

从医之路 ··· 3
学术思想 ··· 5
　　一、治病必求于本 ································ 5
　　二、因人制宜 ···································· 6
　　三、重视舌象、体征 ······························ 6
　　四、注重湿与瘀 ·································· 7
　　五、重视脏腑生理 ································ 7
　　六、重中而尊西 ·································· 8

────── 专病论治 ──────

咳嗽变异性哮喘 ····································· 11
　　一、病因病机 ···································· 11
　　二、辨证论治 ···································· 11
　　三、治则方药 ···································· 11
过敏性鼻炎 ··· 12
　　一、病因病机 ···································· 12
　　二、辨证论治 ···································· 13
　　三、治则方药 ···································· 13

汗证 ……………………………………………………… 13

    一、病因病机 ………………………………… 14

    二、辨证论治 ………………………………… 14

    三、治则方药 ………………………………… 15

反流性食管炎 …………………………………… 15

    一、病因病机 ………………………………… 16

    二、辨证论治及治则方药 ………………… 17

心悸论治 ………………………………………… 17

    一、病因病机 ………………………………… 18

    二、症状表现 ………………………………… 19

    三、治则方药 ………………………………… 19

失眠 ……………………………………………… 20

    一、病因病机 ………………………………… 20

    二、辨证论治 ………………………………… 21

    三、治则方药 ………………………………… 22

消渴 ……………………………………………… 22

    一、病因病机 ………………………………… 23

    二、辨证用药 ………………………………… 23

颈椎病 …………………………………………… 24

    一、病因病机 ………………………………… 25

    二、辨证论治 ………………………………… 25

    三、治则方药 ………………………………… 25

带状疱疹论治 …………………………………… 26

    一、病因病机 ………………………………… 26

    二、辨证论治 ………………………………… 27

    三、治则方药 ………………………………… 27

湿疹 ……………………………………………… 28

    一、病因病机 ………………………………… 28

    二、辨证论治 ………………………………… 29

兰心医案

三、治则方药 ………………………………………………… 29

慢性荨麻疹 …………………………………………………… 30

　　一、病因病机 …………………………………………… 30

　　二、辨证论治及治则方药 ……………………………… 31

百合病 ………………………………………………………… 32

　　一、病因病机 …………………………………………… 33

　　二、辨证论治及治则方药 ……………………………… 33

———————— 医案选录 ————————

外感病 ………………………………………………………… 37

　　咳嗽（风邪犯肺证） …………………………………… 37

　　咳嗽（风邪犯肺，痰饮内阻证） ……………………… 38

　　咳嗽（脾虚湿盛证） …………………………………… 40

　　咳嗽（风邪犯肺，湿热内蕴证） ……………………… 42

　　咳嗽（痰热壅肺，热灼肺络证） ……………………… 44

　　鼻衄（外邪犯肺证） …………………………………… 44

　　鼻衄（肺卫不足，风寒袭表证） ……………………… 46

　　鼻衄（卫气不足，气阴两虚证） ……………………… 48

脾胃病 ………………………………………………………… 50

　　腹胀（肝郁脾虚证） …………………………………… 50

　　腹胀（脾胃虚弱证） …………………………………… 51

　　腹胀（肝胃不和，血瘀阻络证） ……………………… 52

　　胃痞（肝胃不和证） …………………………………… 54

　　胃痞（脾虚湿盛证） …………………………………… 56

　　吐酸（肝胃不和证） …………………………………… 57

　　吐酸（肝胃不和，脾胃湿热证） ……………………… 58

　　胃痛（肝胆脾胃湿热证） ……………………………… 60

　　便秘（脾虚湿盛证） …………………………………… 62

　　便秘（脾虚湿盛证） …………………………………… 63

心脑病 ·· 64

    眩晕（肝阳上亢，瘀血阻络证）··························· 64

    眩晕（肝阳上亢，湿瘀阻络证）··························· 66

    眩晕（肝阳上亢，痰饮内阻证）··························· 67

    头痛（肝阳上亢，肝胃不和证）··························· 69

    胸痹（心气不足，血瘀阻络证）··························· 71

    胸痹（肝郁脾虚，气滞血瘀证）··························· 72

    心悸（气阴不足证）····································· 74

    中风　中经络（气虚血瘀证）····························· 76

    面肌痉挛（气虚血瘀，风痰阻络证）······················· 78

肝肾病 ·· 79

    水肿（阴虚内热，水饮内停证）··························· 79

    水肿（脾肾两虚，水湿内蕴证）··························· 80

    水肿（肝胆湿热证）····································· 82

    尿频（脾肾两虚证）····································· 84

五官病 ·· 86

    口疮（热毒内蕴证）····································· 86

    口疮（心肝火旺，热毒内蕴证）··························· 87

    口糜（热毒内蕴，脾虚湿热证）··························· 88

    耳鸣（肝火上炎证）····································· 90

    白涩症（阴虚湿热证）··································· 91

皮肤病 ·· 94

    瘾疹（血虚风燥，兼有湿热证）··························· 94

    蛇串疮（肝胆湿热，血瘀阻络证）························· 96

    湿疮（湿热内蕴，血虚风燥证）··························· 97

    颜面疔疮（热毒内蕴，血瘀阻络证）······················· 99

    白驳风（阴虚内热证）··································· 100

经脉筋骨病 ·· 102

    行痹（气阴不足，肝郁气滞证）··························· 102

兰心医案

痹证（肝脾湿热内蕴证）··104

雷诺综合征手指破溃案（湿热内蕴，瘀血阻络证）··········105

着痹（风寒湿痹，脾肾阳虚，血瘀阻络证）··················106

痛风（风湿热郁证）··108

颌痹（肝胆湿热证）··110

脉痹（风寒湿痹，瘀血阻络证）··112

痛痹（肝肾不足，血瘀阻络证）··114

痿证（气虚血瘀证）··115

妇科病··116

月经后期（瘀血阻滞证）··116

月经后期（气血不足，肝郁脾虚证）··································118

闭经（气血不足，气虚血瘀证）··120

痛经（气血不足，气虚血瘀证）··122

崩漏（气虚血瘀，冲任不固证）··124

更年期汗证（气阴不足证）··125

盆腔炎（肝郁脾虚，湿热内蕴，瘀血阻络证）··················127

儿科病··129

咳嗽（风邪犯肺证）··129

厌食病（脾肾两虚证）··130

抽搐（肝火上炎证）··131

男科病··133

阳痿（脾肾两虚证）··133

杂病··135

梅核气（肝郁脾虚，痰气交阻证）······································135

身冷（肺气不足，阴阳失调证）··137

自汗（卫气不足，营卫失和证）··138

自汗（心脾两虚，阴阳失调证）··140

消渴病（脾虚湿盛证）··141

百合病（阴虚火旺证）··142

甲状腺结节（肝胆湿热证）……………………………144

虚劳（肝郁脾虚证）……………………………………146

湿阻（肝胆湿热证）……………………………………148

不寐（脾胃虚弱证）……………………………………149

不寐（肝郁脾虚，湿热内蕴证）………………………151

附录

诊法心得………………………………………………………*155*

一、三才具备，四诊合参 ……………………………155

二、见微知著，司外揣内，统摄整体 ………………157

三、用药依据"四标准"原则 ………………………158

四、善于总结、开阔思路、探索创新 ………………159

常用对药和角药………………………………………………*159*

一、常用对药 …………………………………………159

二、常用角药 …………………………………………160

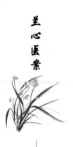

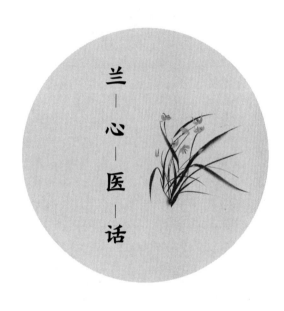

兰—心—医—话

从医之路

我出生时，母亲已40余岁，可能先天禀赋不足，儿时的我体弱多病。因为母亲身体也不好，家里孩子多，年龄跨度较大，所以我生病都是哥哥、姐姐带去看医生，小病忍忍就过去了，大病才去医院。因为咽喉炎失治，以致声带闭合不紧，从5岁时声音就哑哑的，小时候自尊心强，后来基本不开口唱歌了。从那时起，我就想做一名医生，让所有孩子都不受病痛折磨，不能因失治或治疗不当留下终生遗憾。

小学三年级，我认识了引导我走上中医道路的启蒙老师任征五。他是父亲的朋友，父亲说他家是中医世家。任大夫医术非常高超，那时他已经是很有名气的大夫了。记得有一次我咳嗽很久都没好，于是父亲带我去他家诊治。第一次去他家，看到有一面墙都是书柜，里面都是医书。其中有很多泛黄的线装书。我想读这么多书的人，学问一定很大，医术肯定精湛。其他墙上挂了几幅他人给他写的书法作品，都是夸赞医术高超之类的话。他给我诊脉、看舌，又问了病史，然后开了一个方子，上面只有10味药，只让吃3剂。在回家的路上，我们到万全堂买了药，吃了3天，咳嗽果然好了。那时家里经济条件不好，之前看病花了近10块钱都没好，这次只花了8角7分，病就好了，于是我对任大夫佩服得五体投地。以后生病，我就让父亲带着去找任大夫看。那时也不觉得这样给人家添了很多麻烦，每次去我都问他很多诊病的问题，也喜欢听他讲行医的故事。之后几年，家里人有病也都找任大夫诊治。他开的方子大都10味药左右，价格便宜，但疗效很好。那时的耳濡目染，使我悄悄立下志向，将来一定像他那样，当一名治病救人的好医生。

我从小到大学习成绩都很好，高考填报志愿的时候都没跟家长商量，报考的都是学中医的院校。因为高考时生病高热，成绩不是很理想，考到了当时的北京联合大学中医药学院。从此，开启了我30余年学习和践行中医的征程。入学后，我接触了许多中医大师。负责教课的老师都很出色，高益民教中医基础、李广均教各家学说、高忠英教方剂学、周耀庭教温病学……老师们以前都教"西学中"班，教比较有临床经验的医务人员学习中医，我们是他们教的最年轻的学生，所以他们把我们当孩子，课下一起打球、聊天，课上认真教学，让我们很顺利地潜心学习阴阳五行知识，辩证地分析认识各种事物，热爱中医，为以后的行医过程中贯彻整体观念、辨证论治打下了坚实的基础。到了临床教学时，我又遇到了很多有临床经验的大夫，李乾构、魏执真、张炳厚、陈凯……他们讲课时一并教授临床经验。课余时间，我又研习医案，这使我从大二开始就敢为周围人开方看一些简单的小病。从大一暑假开始，每个假期我都去药房抓药，基本没休息过，先后去过东单药店、千芝堂、崇文区（现属东城区）中医医院药房。除认识药物外，我还见到了许多医生的方子，我会把它们抄写下来学习，这些经历对我以后的临床有很大帮助。

　　大学毕业时，我的毕业论文全年级排名第一。理论和实践都有了一定的基础，加上自己对中医经典理论的钻研和领悟，我被分配到北京市第四医院（现北京市普仁医院）时，就能独立诊治患者（有处方权前需要带我的大夫审核签字）。之后的数年我一直从事中医临床工作，并坚持不断地学习中医经典。为了提高自己，我参加了许多学习班，聆听过关幼波、王为兰等名老中医讲课。我不断学习现代著名中医大家的学术经验，并刻苦钻研，努力提高自己的业务水平。临证越多，越觉得自己解决问题的方法不够，需要进一步提高医疗水平。2012年，我投入恩师王焕禄门下学习。王老师出身中医世家，幼年时就侍诊父亲左右，师承伤寒大家陈慎吾及名老中医曹宗慈，善于调理脾胃，以诊治疑难杂症而闻名。我利用周末时间，跟师侍诊学习8年，这着实让我大开眼界。由于王老师辨证精准，看似一些平淡无奇的小方，经老师一用，疗效显著。我边学习边总结，以八纲辨证研究每个疾病的治法，并将其用于自己的临床实践。由于近年来自己的临床疗效突出，患者口碑名传一方。

　　行医30余年，我一直秉承中医整体观念、辨证论治的理念，而不是凭化验单诊病开方。除治疗中医内科常见病外，我对很多疑难杂症的治疗都有独到之处，积累了不少治疗心得，包括妇科、皮科、儿科等的多种疾病，如哮喘、过敏性鼻炎、慢性阻塞性肺疾病、咳嗽变应性哮喘、胃肠功能紊乱、甲状腺功能亢进、心律失常、银屑病、湿疹、糖尿病、焦虑抑郁症、妇科炎症、月经失调、不孕不育、小儿厌食症、产后缺乳、产后脱发等，获得了很多赞誉。30年来，我以第一作者在国内发表论文数篇，参与编写"中国现代百名中医临床家丛书"《王焕禄》分册（"十一五"国家重点图书，负责部分医案医话编写）。2020年8月获评第二届首都中医榜样人物；2020年9月，获评东城区知名中医专家，并成立了樊兰英中医工作室，带徒两人，还带一名技术能手，为中医的弘扬、传承尽一份力。

学术思想

一、治病必求于本

《素问·阴阳应象大论》云："阴阳者，天地之道也，万物之纲纪，变化之父母，生杀之本始，神明之府也。治病必求于本。"治病求本是中医诊治之关键，对临床有重要的指导作用。那如何做到治病必求于本呢？樊兰英主任认为，以辨证论治为主，结合辨病论治。疾病的发生发展是一个复杂的过程，每一个阶段都有不同的表现，证和症都可出现变化，但是在疾病诊治过程中，时刻将辨证论治放在首位，无论症状多么复杂，辨清阴阳、寒热、虚实、表里，辨明标本缓急，探求根本病因才能事半功倍，即"必伏其所主，而先其所因"。如临床遇一崩漏患者，行经半月不止，西医建议激素类药物治疗且嘱其避免服用活血药，后寻求中医诊治，四诊合参，辨证为瘀血内阻，通因通用，予活血止血药物后崩漏止。而有些经验性用药，即可见病施用，如陈皮加苦杏仁治疗便秘，酸枣仁、珍珠母加紫石英治疗心悸等。

二、因人制宜

个人体质决定着疾病的转归和预后，体质不同，则症状可不同、对药物的反应不同、疾病的发展不同。所以在临床治疗时，要根据个体的不同而灵活变化。《灵枢·逆顺肥瘦》曰："愿闻人之白黑、肥瘦、小长，各有数乎？岐伯曰：年质壮大，血气充盈，肤革坚固，因加以邪……此肥人也。广肩，腋项肉薄，厚皮而黑色，唇临临然，其血黑以浊，其气涩以迟，其为人也，贪于取与……瘦人者，皮薄色少，肉廉廉然，薄唇轻言，其血清气滑，易脱于气，易损于血……"此即为体质的差别。现代人因过食肥甘、少动多思虑，导致痰湿质和气滞血瘀质患者多见，在治疗时也要考虑患者体质，尤其对于年迈体弱或脾胃虚弱患者，在祛邪的同时注意固护脾胃，避免进一步损伤。

三、重视舌象、体征

"望、闻、问、切"是中医学诊疗最基本的方法，其中切脉则需要常年的经验积累，问诊需要技巧、不可诱导患者，又要从其描述中进行辨别收录重要信息，而望、闻之法则可从细微处帮助明确辨证结果。樊兰英主任重视基础，从临床中通过望、闻之法总结出多种疾病辨证特点。如咳嗽时的声音类"窗户漏风声"，低微、细小的咳嗽尾声，此多为咳嗽变应性哮喘征象，多为痰湿内阻之证，以"风痰、寒痰"为特点；伸舌时舌尖不自主颤动，多以心血不足所致，常常引起失眠、多梦等情况；舌尖、舌边芒刺色红、凸起，多为体内有热，甚至入营血；脱发常见，而青壮年期的脱发需辨别，头发分泌油脂多者多为湿热所致、头发干枯无华则为肾虚所致，故虽重年龄，更重辨证特点；皮肤皮疹类疾病，无明显红肿，皲裂、皮屑多则血虚为重；不自主汗出多，恶风，遇风皮肤凉，此为风邪袭表、肺卫不固、阴阳失调所为；临床更年期女性多见舌暗、瘀斑、舌下络脉瘀紫，全身广泛性肿胀感，辨证以肝郁脾虚、湿瘀阻滞为主。

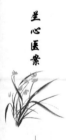

兰心医案

四、注重湿与瘀

樊兰英主任师承国医大家王焕禄，秉承其温病学卫气营血和三焦辨证论理的体系，重视湿为重要的致病因素和某些疾病不可忽视的病理机制，尤其在脾胃病、痹证、皮肤病等辨证论治中尤为突出。樊兰英主任认为，随着气候变化、环境的影响、人们生活方式的改变，越来越多的人已受到"湿"的困扰，比如贪凉喜冷之人易肥胖、关节肌肉多出现酸痛、怕凉，或者下肢无力，故多以健脾温中、祛风化湿之法治疗，肾着汤加减主之；颞下颌关节疼痛，多以清热利湿、活血止痛治疗；又或者患者饮食多油腻，喜辛辣，多口苦口黏，其皮疹伴瘙痒，以清热解毒利湿为法，多以王老经验方之茵石米甘汤加虎杖、白鲜皮、苦参、急性子等治疗。

现代社会，人们的生活压力剧增，情志多有不遂，久而气机不畅，最终多有瘀血内生，可瘀阻于脏腑、关节筋脉、皮肤等处而致病，故樊兰英主任注重"瘀"，善于"化瘀、破瘀、排瘀"。临床中皮肤疾病久而成瘀，予以搜风逐瘀之虫药；耳鸣日久，瘀血久滞耳络，故行气活血化瘀；湿热内蕴日久，炼血成瘀，阻滞脏腑，故善用清热利湿、泻下通瘀之品；湿、瘀内阻，全身广泛肿胀，多以茯苓、益母草健脾化湿、利水活血为主；老年人厌食，多有瘀血内阻胃络，故予三棱、莪术活血破瘀、畅行胃络。樊兰英主任注重师承的学术思想，创新自己的理论特点，可谓是"守正创新"、名副其实。

五、重视脏腑生理

樊兰英主任自小受中医影响，故立志学医，喜读各种医书，从中深有感悟，认为自《黄帝内经》（简称《内经》）开始，凡医书不外乎围绕人最基础的脏腑功能为主，虽阴阳、气血为根，但无作用他物何为？脏腑有功能、循经，有所开窍，有所主色、音、味、方位、季节等，所以掌握脏腑的功能、特性、喜好、所恶等尤为重要，同样更是治疗的关键所在。其中脾胃，历代医家尤为重视，渊源为《内经》养护脾胃延年益寿的理论。脾胃为后天之本，气血生化之源，它为人体提供必要的物质基础，使其他脏腑功能协调平衡。

肾为先天之本，受五脏六腑之精而藏之，肾功能的充足与否直接影响人先天的强弱。肝肾在古今同论，乙癸同源，在《内经》中明确论述了人的生长衰败过程，女子胞亦与肝肾关系密切。肺为一身之华盖，卫外、主气，故与呼吸、水液代谢、皮肤疾病等一系列疾病相关。心主人之神志，主血脉，为人体气血的推动者。胆则携肝而行，易受情志影响，气血受阻多由其所致。大小肠、三焦、膀胱形成人体内部的代谢通道，其通畅与否决定了功能的盛衰。临床常见的颞下颌关节紊乱，经络循行多为胆、胃所在，故多涉及肝、胆、脾胃等脏腑；女性月经错后，多与肝、肾、女子胞密切相关；水肿，联系到肾主水，肺主气、通调水道，肝主疏泄，三焦、大小肠、膀胱是否通畅等。樊兰英临证从理、法到方药，处处顾护，其扶助脏腑功能和祛除脏腑之邪的思想贯穿辨证施治的始终。

六、重中而尊西

随着西医诊疗技术的不断进步，对疾病的检查也日趋精密，临床经常遇到拿着化验单或检查报告前来就诊的患者，诉求就是要求降某项检查指标或消结节、消囊肿。每遇此，樊兰英主任都会耐心地向患者讲解，中医的关键是辨证论治，无论指标如何，均需望闻问切对症下药，而辅助检查，可作为参考或是治疗效果的验证，切不可一味依赖，却也不可忽略。而令患者感到惊叹的是，有时来治疗此症，却发现未道出的彼症也一同缓解了，这就是中医整体观念的体现，也是中医药的魅力所在。

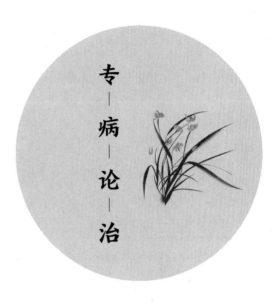

专—病—论—治

咳嗽变异性哮喘

咳嗽变异性哮喘是一种特殊类型的哮喘，咳嗽是其唯一或主要的临床表现。其特点为刺激性干咳，通常咳嗽比较剧烈，为连声咳嗽，以夜间或晨起为甚，无痰或少痰，遇感冒、冷空气、粉尘、油烟等因素诱发疾病或加重病情。部分患者也会出现胸闷、呼吸困难等表现。多数患者在就诊前经止咳化痰药和抗生素进行治疗过一段时间且疗效甚微，而应用糖皮质激素、支气管舒张剂、β_2 受体激动剂治疗可见症状缓解。

一、病因病机

咳嗽变异性哮喘发病机制复杂，樊兰英主任认为，该病的病机为宿痰内伏于肺，遇外邪引触，以致痰阻气道，气道挛急，肺失肃降，肺气上逆而致。本病本质属哮证，气道挛急所致的咳嗽为标，宿痰伏肺仍是本病缠绵难愈和反复发作的根源。故本病治疗以散寒宣肺、降逆化痰为法。

二、辨证论治

咳嗽变异性哮喘是中医内科临床常见的病证，其与外邪侵袭及脏腑功能失调有关。《素问·咳论》认为咳嗽系由"皮毛先受邪气，邪气以从其合也""五脏六腑皆令人咳，非独肺也"，强调了肺脏受邪以及肺脏功能失调均能导致咳嗽的发生。咳嗽变异性哮喘以刺激性、痉挛性、阵发性咳嗽，咽痒等症为其临床特点，《素问·太阴阳明论》曰："伤于风者，上先受之。"故风邪侵袭，首先犯肺，肺气上逆，冲至咽而咳。

三、治则方药

射干麻黄汤出自《金匮要略·肺痿肺痈咳嗽上气病脉证治》，"咳而上气，喉中水鸡声，射干麻黄汤主之"。该方具有宣肺祛痰、下气止咳之功效，主治痰饮郁结，气逆喘咳证。方中射干、炙麻黄并为君药，射干性寒，味苦，归肺经，清热解毒，祛痰利咽；麻黄性温，味辛、微苦，归肺、膀胱经，发汗解表，宣肺平喘，利水。两药合用，共奏宣利肺气、利咽消痰、平喘除哮之效。细辛性温，味辛，辛能发散，温散久伏于肺的寒饮；清半夏降逆化痰；紫菀温润止咳，与款冬花相配，一宣一降，调理肺气；生姜降逆化饮，畅利胸膈，共为臣药。五味子敛肺止咳，防止咳嗽日久伤肺耗气，并能制约炙麻黄、细辛辛散之烈为佐药；炙甘草调和诸药。诸药配伍，散收合用，润燥并施，以达温肺散寒、祛风止咳平喘之效。

过敏性鼻炎

过敏性鼻炎即变应性鼻炎，是机体接触变应原后主要由 IgE 介导的鼻黏膜非感染性慢性炎性疾病。临床表现为鼻塞、鼻痒、喷嚏、清水样涕等，且每天症状持续或累计在 1 小时以上，可伴有眼痒、结膜充血等眼部症状。过敏性鼻炎属中医学"鼻鼽"范畴。"鼽"最早见于《礼记·月令》："季秋行夏令，则其国大水，冬藏殃败，民多鼽嚏。"其后，《内经》对本病的病因病机进行了系统的论述，如《素问·脉解》云："所谓客孙脉则头痛、鼻鼽、腹肿者，阳明并于上，上者则其孙络太阴也。故头痛、鼻鼽、腹肿也。"

一、病因病机

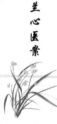

樊兰英主任认为，鼻鼽的病因病机多为肺气不足，卫外功能失常，又风寒侵袭，鼻窍失于温煦所致。人体的卫外功能主要依赖于卫气的强盛，其源于脾胃而赖于肺的宣发，起到护卫肌表、抵御外邪等作用。若肺气虚则卫外功能失常，表现为体虚易感、自汗出，稍感风邪、寒邪即出现鼻塞、流清涕等症，或喷嚏连作，或眼痒、鼻痒，治疗以补肺益气、祛散风寒为主，方选桂枝加黄芪汤。

二、辨证论治

患者多为慢性病史，素体气虚或久病耗伤，稍感风寒而病起，反复发作，主要症状为鼻塞、鼻痒、喷嚏、清水样涕等，严重者可伴眼痒、头痛，辨证多为肺虚感寒，治疗以益气固表、祛风散寒通窍为主。

三、治则方药

桂枝加黄芪汤出自《金匮要略》，为桂枝汤加黄芪，本用以治疗黄汗病，但其调和营卫、益气散邪之效亦不可忽视。方中黄芪为君，补肺气、益脾气，肺气虚而卫外不固，肺气足则表固；脾为肺母，为后天之本，脾气健则气自壮。现代药理学研究表明，黄芪具有类激素样和免疫促进作用，能提高机体的免疫力，减少疾病复发。气虚甚者可加大黄芪用量，或加炒白术、山药等助黄芪益气之效。桂枝汤具有祛风散寒之效。全方共奏益气固表、祛风散寒之效。樊主任多年的临床经验，桂枝加黄芪汤在治疗肺虚感寒型过敏性鼻炎时具有缓解症状快、不易复发等特点，且可以根据每位患者的刻下症状加减，以桂枝加黄芪汤为基础，再加以辛夷、苍耳子对症通鼻窍；若伴鼻痒、眼痒等症，可加荆芥穗、防风祛风散寒；若症状较重或伴头晕、头痛，可加白芷、细辛等祛风止痛；若伴脾气虚弱、汗出较多，可加大黄芪用量，再酌加白术、五味子（现代药理研究显示五味子有增加细胞免疫功能的作用）等健脾益气敛汗。灵活调整药物，以期在最短的时间内解决患者的病痛，减少疾病的复发。

汗证

汗证，西医学称之为多汗症，是由于交感神经过度兴奋引起汗液过多分泌的病证。患者通常会在无明显原因的情况下出现不同程度的流汗，浸透衣物鞋袜，在精神紧张、情绪激动、气候炎热时加剧，极大地影响了患者的日常生活及工作。同时，出汗过多使得患者在患其他皮肤病方面的风险增加，如湿疹、手足癣、跖疣等。目前西医常用乙酰胆碱药物、局部用药、电离子渗透疗法、A型肉毒素、外科手术等治疗，但仍存在疗效欠佳及副作用较大等问题。中医方面，《景岳全书·杂证谟·汗证》云："汗发于阴而出于阳。此其根本则由阴中之营气，而其启闭则由阳中之卫气。"表明汗液是由阳气蒸腾津液发于腠理而成。汗液是机体代谢的产物，生理性的汗液具有润肌肤、清废秽之功。《灵枢·五癃津液别》曰："天暑衣厚则腠理开，故汗出。"指出因温度较高、穿衣过厚等引起的汗出为人体正常出汗。倘若应当出汗时无汗流出，不当汗出时却大量出汗，则为病理性。近年来中医领域对汗证的研究日益加深，本病使用中医药治疗具有很好的疗效。

一、病因病机

历代医家对于汗证的病因病机早有论述，东汉著名医家张仲景在《伤寒论》中提到，出汗主要是由外界原因引起的，风、热、湿是最常见的原因。汗证的发病机制包括营卫不和、心热灼烧、少阳枢机不利、湿热郁滞、阳虚泄汗、阳气骤退等。《诸病源候论》认为汗证来自虚劳，汗证源于疲惫，提出了"阳虚自汗、阴虚夜汗"的辨证思路。金元年间，张介宾于《景岳全书·杂证谟·汗证》中提出自汗与盗汗均有阴阳证，故不能说自汗一定是阳虚，盗汗一定是阴虚。朱震亨也在《丹溪心法·卷三》中提及痰和湿等都是诱发汗证的原因。王清任在《医林改错》中提及有因血瘀所致汗证的患者，采用固表、滋阴和降火后疗效不明显反而加重的现象，说明血瘀也可让人产生自汗或盗汗，对待这类血瘀型汗证患者，需采用血府逐瘀汤，通常一到两剂药就能取得很好的疗效。总而言之，汗证的病机复杂多样，虚实交错。

二、辨证论治

樊兰英主任认为，汗证在中老年患者中常见，多为卫气不足、营卫失和或阴虚火旺所致，重者可由于常年失治、津液流失而出现阴阳失调，所以治疗时应辨证施治。属自汗者，临床辨证多为卫气不足，营卫失和，治以益气固表止汗，兼调和营卫为法，樊兰英主任临床常选用玉屏风散、桂枝汤、牡蛎散等方剂加减调治。属盗汗者，临床辨证多为阴虚火旺，治以滋阴降火为法，临床常选用六味地黄丸、知柏地黄丸、当归六黄汤加减调治。

三、治则方药

汗证由于日久失治，津液流失，阴损及阳，后期易出现阴阳两虚之证。阴损及阳，阳病及阴，此阶段患者阴阳失衡，肾阴亏虚，肾阳失于潜藏，肾阳衰微，肾阴肾阳俱虚而汗出异常，方选二仙汤加减以温肾阳补肾阴，全方药用仙茅、淫羊藿、当归、巴戟天、黄柏、知母。仙茅、淫羊藿补肾阳，巴戟天补肾助阳、益精填髓，三药同用，以温肾阳、补肾精。药理研究证实，淫羊藿有性激素样作用，可延缓卵巢的衰老。黄柏泻相火、退虚热，知母泻无根之肾火、疗有汗之骨蒸，两者同用泻相火而滋肾阴。当归补血养血，诸药同用，以燮理阴阳而止汗。

在辨证论治的基础上，樊兰英主任多配以具有收敛固涩、滋阴潜阳作用的单味药，如五味子、炙龟甲、浮小麦、生龙骨等以增强疗效。此外，久汗易耗伤津液，临床可酌加当归、麦冬等补血生津之品。在治疗甲亢引起的出汗时，酌加沙参、麦冬、知母等滋阴清热之品。临床还可见到湿热所致的汗证，临床治疗以清湿热为主，佐以收涩。

反流性食管炎

反流性食管炎是由于食管下括约肌功能失调，导致胃、十二指肠内容物，包括胃酸、胃蛋白酶及胆汁等反流入食管，而引起食管黏膜炎性改变，表现食管黏膜充血、水肿、糜烂，甚至溃疡等病理变化。若长期存在，最终形成瘢痕和狭窄，严重影响患者生存质量。

反流性食管炎多属中医学的"食管瘅""嘈杂""胃脘痛""反酸"等范畴，临床上主要以反酸、呃逆、嗳气、胸骨后灼烧感或疼痛、脘腹胀满等为主要症状。中医经典著作对此早有记载，《内经》将本病归纳为"吐酸"，一词道尽本病特点；金元时期刘完素言"气逆冲上，火气炎上故也"，指出火气炎上的特性导致气逆反流。《胃食管反流病中医诊疗专家共识意见（2017版）》将食管瘅作为胃食管反流病中医病名。

经研究发现，食管下段括约肌功能异常、胃排空延缓、食管清除胃十二指肠反流物的能力减退、食管黏膜的屏障保护功能减弱等是本病的主要致病原因。此外，反流性食管炎的发生与胃酸异常分泌、高脂饮食、烟酒嗜好等不良生活习惯、幽门螺杆菌（Hp）感染等因素相关。治疗手段：①改变生活方式：戒烟酒，睡前禁食，适当抬高床头（15～20cm），饮食避免高脂食品、浓茶、咖啡等。②抑酸药：如质子泵抑制剂、H_2受体阻滞剂等的使用可以减少反流、减少食管黏膜损伤因子、缓解症状和改善胃镜下食管黏膜形态。③促动力药：常用的如莫沙必利、多潘立酮等通过改善食道和胃肠蠕动，减少胃食管反流的频次和时间，缓解症状、降低发病的风险及复发率、促进受损黏膜的修复。④内镜下治疗手段：本疗法并不常用，其长期疗效、并发症和复发率等还需要进一步观察，对术者及医院的要求也比较高。⑤心理干预：研究表明对本病患者进行心理干预可减轻心理压力，改善焦虑、抑郁等状态，缓解本病的临床症状，对治疗起积极的正向作用。

一、病因病机

从解剖学来看，食管与胃天然相通，以膜相连，故应归属于胃，为受纳饮食的通道，因此本病的发生与脾胃运化功能失调密切相关。盖胃主受纳为水谷之海，脾主运化，与胃互为表里，共司饮食的消化、吸收以及精微物质的输布；脾为太阴湿土，其一湿一燥，一升一降，共同完成饮食的消化、吸收和排泄过程。可见脾胃升降功能失常，中焦气机阻滞，是食管炎发病的关键。若饮食失节，过食肥腻，恣食生冷、辛辣或暴饮暴食则导致脾胃受内伤，升降失常，胃气不降而上逆，则胃、十二指肠内容物不得下行，上逆反流而引发本病。同时，反流性食管炎除与脾胃有关外，若七情内伤，肝失疏泄，胆火上炎，则致肝胃不和，也可出现胃气上逆而发病。所以该病病位在食管，与脾、胃、肝等脏腑密切相关，病机关键是胃失和降，浊气上逆。

二、辨证论治及治则方药

樊兰英主任认为，反流性食管炎初期，病多轻浅，内镜显示食管黏膜多无破损，临床多为肝胃不和证，表现为时有反酸、烧心或胸骨后灼热，多于饭后或夜间发生，伴有胸脘痞满时痛，两胁胀痛，走窜不定，嗳气不舒，每遇情志刺激诸症加重，大便不爽，舌淡红、苔薄白，脉多弦。治宜疏肝和胃，理气通降。方用香苏散合四逆散、柴胡疏肝散加减。

反流性食管炎急性期或并发症期，内镜下可见食管黏膜充血、水肿、糜烂，甚至溃疡，多为胆热挟持胃气上逆，临床症状相对较重，表现为反酸、烧心、胸骨后灼热而痛、反胃、呕吐苦水痰涎、口苦咽干、胸闷脘痞、两胁胀痛、嗳气时作、心烦易怒、寐少梦多、大便干或黏滞不爽，舌质红、苔黄或黄腻，脉多弦数或弦滑。治宜泄热降逆，清胆和胃。樊兰英主任常用小柴胡汤、柴芩温胆汤化裁。

本病后期由于气机郁滞日久，久病入络，瘀血阻滞，症见吞咽胸痛或吞咽不利，口干咽燥，饥不欲食，反酸，烧心，干呕，舌暗红或有瘀斑，脉多弦细涩。樊兰英主任常用王焕禄名老中医经验方红藤棱莪煎加减治疗。反酸明显者，合左金丸抑酸；呃逆、嗳气者，加旋覆花、生代赭石、清半夏和胃降逆；两胁胀痛、情志不舒者，加白梅花、玫瑰花、青皮或合入四逆散疏肝解郁；兼有湿热者，合竹叶薏米散清利湿热；合并 Hp 感染者，加金银花、蒲公英、败酱草清热解毒，实验证明，此三药对幽门螺杆菌有一定的杀灭作用。

心悸论治

长沙马王堆汉墓出土的帛书《足臂十一脉灸经》和《阴阳十一脉灸经》

是现存最早记载经脉及其病变的文献，有"心烦""心如悬""心彭彭如痛"等描述。后《内经》对心悸症状的记载有"心掣""心动"等。《金匮要略》首定"惊、心悸"病名，"寸口脉动而弱，动即为惊，弱则为悸"。后期对心悸的认识进一步发展，《诸病源候论》中将心悸分为风惊悸、虚劳惊悸、脚气风经五脏惊悸、金疮惊悸等。《备急千金要方》方中首次以"冲悸""松悸作为心悸病名，分别见于"茯神汤""枣仁汤"条。惊悸被当作较为固定病名使用是在我国第一部由政府组织编写的《太平圣惠方》中。《丹溪心法》中，朱丹溪将心悸病证分为"惊悸""怔忡"。"惊悸者，血虚，惊悸时有，以朱砂安神丸。痰迷心膈者，痰药皆可，定志丸加琥珀、郁金。怔忡者血虚，怔忡无时，血少者多，有思虑便动，属虚。时作时止者，痰因火动，瘦人多因是血少，肥人属痰，寻常者多痰"，区别在于"惊悸有时，怔忡无时"。在明清时期，心悸的认识逐渐完善及成熟。如虞抟在《医学正传》中将惊悸与怔忡的特点进行了提炼与总结，认为二者病因病机相同，主要病因为情志所伤、劳损，另外清痰留结心胆胃口导致痰饮为患，病机为心血不足，神明不安。《医学衷中参西录》中，张锡纯将心病分为心机亢进和心脏麻痹两大类。怔忡为"非心机亢进而有若心机亢进"，惊悸为"其观象若与心脏麻痹相反"，两者根本原因在心体虚弱。由此可见，心悸在中医学中可作为病名，又可以作为症状。随着时代的发展，中医学对心悸的认识不断深入，并逐渐趋于统一，概念逐渐明确，症状也趋于规范。中医学所言心悸相当于西医学心律失常、心功能不全、神经症等具有心悸症状的疾病。

一、病因病机

中医学认为，心悸多因体虚劳倦、七情所伤、感受外邪及药食不当等导致正气不足，心神失养，或邪滞心脉，心神不宁。具体而言则是人体禀赋不足，素体虚弱，或者久病失养，或者劳倦太过伤脾，气血阴阳亏乏，脏腑功能失养致心神不宁；平素心虚胆怯，突遇惊恐，心神动摇，或者忧思太过致阴血暗耗，或者痰火扰心；风、寒、湿、热、毒侵袭痹阻心脉导致心悸；饮食不节化火生痰、药物过量有毒性耗伤气阴、气血阴阳紊乱也可发生心悸症状。《内经》有"心者，生之本，神之变也，其华在面，其充在血脉，为阳中之太阳，通于夏气""心主夏，手少阴太阳主治，其日丙丁，心苦缓，急食酸以收之""心者，君主之官也，神明出焉""心气通于舌，心和则舌能知五味矣""心藏脉，脉舍神"等论述。心悸的病位在心，与肝、脾、肾、肺四脏又关系密切。如肝疏泄失司，气机瘀滞，易导致血瘀心脉，或郁久化热扰神；肾阴不足，上不能制心火，肾阳不足则心阳失温煦均可导致心悸；脾胃虚弱气血生化匮乏，心失所养，健运失司则痰湿内扰心神；热毒外犯于肺，或肺气不足，不能助心治节，心脉运行不畅致心悸不安。总之，基本病机为气血阴阳亏虚，心失所养；或痰、饮、瘀血、火扰心。樊兰英主任认为随着人们生活方式的改变、饮食习惯的改变，晚睡、暴饮暴食的人越来越多，导致气血不足，心血亏乏，则阴不能制亢阳，久而久之气阴亏虚之心悸愈加明显，女性多于男性，尤以夏季多见。

二、症状表现

在临床表现方面，主症：患者自觉心中悸动不安，心搏异常，或快或慢，或跳动过重，或忽跳忽止，呈阵发性或持续性，神情紧张，心慌不安，不能自主；可见数、促、结、代、缓、沉、迟等脉象。次症：伴有胸闷不舒，易激动，心烦寐差，颤抖乏力，头晕、喘、汗出等。

三、治则方药

樊兰英主任认为，本病重在"本虚"，当以补虚为主，"虚"重在"阴血不足"，故以滋阴养血、潜阳镇静为治疗方法。通过临床实践经验的总结，以珍珠母、酸枣仁、五味子为主药治疗，起到滋阴养血、平肝潜阳的功效。酸枣仁、五味子均味酸入心，具有养血滋阴、收敛心神的作用，五味子可入肾经，滋阴补肾，配合珍珠母以滋阴潜阳，镇静安神。若患者有气短、倦怠、汗出等气阴不足表现，可加人参、太子参、生黄芪等以补益气阴；若患者有面色、口唇苍白等心血不足表现，可加龙眼肉、阿胶等；若患者汗出多，可加浮小麦、生龙骨、生牡蛎等敛汗固表；若患者有口黏、白痰等痰湿内阻表现，可加茯苓、白术、陈皮等健脾化湿；若患者面色晦暗、舌暗瘀紫，可加丹参、川芎、莪术、三棱活血化瘀通络；如患者心烦急躁、胁肋窜痛，可加月季花、川楝子、郁金、醋延胡索等疏肝理气解郁。

失眠

随着社会的发展，人们生活方式的改变，越来越多的人出现睡眠方面的问题，主要表现为睡眠时间、深度的不足，轻者入睡困难或寐而不酣、时寐时醒或醒后不能再寐，重则彻夜不寐。失眠属中医学"不寐""不得卧""目不瞑"范畴。

一、病因病机

汉代张仲景将其分为外感和内伤两类，提出"虚劳虚烦不得眠"的论述。张介宾的《景岳全书》概括不寐的病机大致分为有邪、无邪两类。后明代李中梓《医宗必读》提道："不寐之故，大约有五：一曰气虚，一曰阴虚，一曰痰滞，一曰水停，一曰胃不和。"之后戴思恭提出"年高人阳衰不寐"、冯兆张提出"壮年肾阴强盛，则睡沉熟而长；老年阴气衰弱，则睡轻而短"等。由此可见，不寐的病因病机复杂，与各脏腑关系密切，但归根结底在于"心"。《内经》有言"心者，生之本，神之变也""心者，君主之官也，神明出焉""故生之来谓之精，两精相搏谓之神，随神往来谓之魂，并精而出入者谓之魄，所以任物者谓之心，心有所忆谓之意，意之所存谓之志，因志而存变谓之思，因思而远慕谓之虑，因虑而处物谓之智"，体现了人类独有的生命现象——"神志"。魂魄属于意识活动，以心神为主导的意、志、思、虑、智则属于思维活动，而心神对于内外的刺激产生的情感反应为七情。

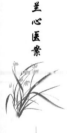

兰心医案

二、辨证论治

1．心主神志，神不守舍

心为君主之官，主神明。心得阴阳气血的偏衰、偏胜均会影响到神志的波动：心气不足，神不内守，神无所主，决断无权，善惊，终日惕惕；心阳不足，温煦失养，阳气无以推动心血，易出现胸背怕凉，胸闷不舒等；心阴不足，阴不制阳，虚阳浮越，则心慌颤动，难以入眠、易醒等；心血不足，血不养心，神不守舍，故不易入睡，多梦易醒，兼面色少华等。

2．心肝阴虚，虚烦上扰

五行中，肝主木、心主火。神在天为风，在地为木，在藏为肝；心生血，在天为热，在地为火。情志不遂，喜怒不调易伤及心肝，久而化热伤阴，热入营血，阴血亏虚则虚火上扰心神，心神不宁，影响睡眠。

3．心肾不交，水火不济

心为生之本、主火，肾为先天之本、主水，水火相济、相制失调，火旺则心神不宁、难以入眠、多梦，水盛则水气凌心、心慌怔忡、水肿。故素体阴虚，兼因房劳过度，肾阴耗伤，阴衰于下，不能上奉于心，水火不济，心火独亢，火盛神动，则心肾失交而神志不宁。《景岳全书·杂证谟·不寐》曰："真阴精血不足，阴阳不交，而神有不安其室耳。"

4．气机郁滞，责令在肝

肝者，罢极之本，魂之居也，主疏泄，将军之官，谋虑出焉，怒则伤肝。肝气郁结，疏泄失司，气机郁滞，气不行血，心主血，心之血脉不通则胸闷心慌、影响睡眠；肝木克脾土，肝郁脾虚，脾胃失和，胃不和则眠不安；郁久化热，气滞内热，扰动心神。故"肝"与不寐关系密切。

5．痰浊化热 心神烦乱

忧思伤脾，脾失运化，湿邪内生，久而化热，炼无形之邪化有形之邪为"痰浊"，痰热内蕴上、中二焦，上扰心神、蒙蔽清阳，中阻气机、脾胃失和，故"痰"为影响睡眠的重要一环。

三、治则方药

通过多年的临床总结，樊兰英主任认为不寐的重点病位在"心"，本虚多为心阴不足，邪多以"热、痰、瘀"为主。病程短、急，多为实证，以祛邪为主，病程长者以补虚为主，尤以养血补血，安神养心为首要，兼以清虚热、祛痰、活血。实证多以龙胆泻肝汤清热利湿、黄连温胆汤清化热痰安神等，虚证予酸枣仁汤配合百合汤补血安神解郁、黄连阿胶汤滋阴降火交通心肾、归脾汤补益气血等。

消渴

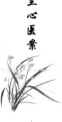

2 型糖尿病是一种常见病、多发病，属中医"消渴"范畴。临床表现为多饮、多食、多尿、或尿有甜味，疲乏少力，消瘦，久之造成全身多器官多系统损害。中医学认为，本病是由先天禀赋、肝郁气滞、外感邪毒、劳倦内伤、饮食不节等多种因素所致。

消渴病名，首见于《素问·奇病论》，根据病机及症状的不同，《内经》还有"消瘅""肺消""膈消""消中"等名称的记载，认为五脏虚弱，过食肥甘，情志失调是引起消渴的原因，而内热是其主要病机。汉代张仲景《金匮要略》有专篇讨论，并最早提出治疗方药，主方有白虎加人参汤、肾气丸等。隋代巢元方《诸病源候论·消渴候》论述其并发症说："其病变多发痈疽。"明代戴思恭《证治要诀》明确提出上、中、下之分类。《证治准绳·消瘅》在前人论述的基础上，对三消的临床分类做了规范，"渴而多饮为上消（经谓膈消），消谷善饥为中消（经谓消中），渴而便数有膏为下消（经谓肾消）"。明清及其之后，对消渴的治疗原则及方药，有了更为广泛深入的研究。

一、病因病机

消渴的病因多样，总的来说不外乎禀赋不足、饮食失节、房事太过、情志失调、虫毒外感等因素。如《古今名医荟萃》曰："三消之证，总由燥热伤阴所致。然因乎饮食失节，肠胃干涸，而气液不得宣平；或耗乱精神，过违其度。亦有服金石丸散，积久实热结于下焦……"《外科正宗》云："茧唇，乃阳明胃经症也。因食煎炒，过餐炙煿，又兼思虑暴急，痰随火行，留注于唇……久则变为消渴、消中难治之症。"又如《医经原旨》中指出："故患消渴者，皆是肾经为病，由壮盛之时不自保养，快情恣欲，饮酒无度，食脯炙，饵丹石等药，遂使肾水枯竭，心火燔盛，三焦猛烈，五脏渴燥。"

由于消渴病因多样，其病机也较为复杂，总的来说不外阴津亏耗，燥热偏盛，阴虚为本，燥热为标。叶天士在其《临证指南医案》中谓："三消之症，虽有上中下之分，其实不越阴亏阳亢，津涸热淫而已。"《证治准绳》曰："然消渴之病，本湿寒之阴气极衰，燥热之阳气太盛故也。"又如《重庆堂随笔》云："善食形瘦曰消，善饮口燥曰渴。"《宣明论》列消渴于燥病，"盖此证有燥无湿也"。消渴之初，或有火热内盛，或脏腑虚弱，终至阴虚，阴津越虚燥热越盛，燥热越盛阴津越虚，两者相互影响，互为因果，最终变证百出。

二、辨证用药

消渴病的病机属阴津亏虚，燥热偏胜，而以阴虚为本，燥热为标，故治以清热润燥、养阴生津为大法，根据证型不同而辨证施治。辨证属肺热津伤者，治以清热润肺、生津止渴为法，方用消渴方加减；属胃热炽盛证者，治以清胃泻火、养阴增液为法，方用玉女煎加减；属气阴亏虚证者，治以益气健脾、生津止渴为法，方用七味白术散加减；属肾阴亏虚证者，治以滋阴固肾为法，方用六味地黄丸加减；属阴阳两虚证者，治以滋阴温阳、补肾固涩为法，方用金匮肾气丸加减。在临证中，樊兰英主任多在辨证施治的基础上加用鬼箭羽、菝葜、地骨皮、生麦芽等四味具有降糖作用的中药。现代药理研究显示，此四味中药均有降糖作用，又能治疗阴虚燥热，可多靶点联合调解患者血糖，为2型糖尿病患者临床靶向治疗药，且取得了良好的效果。

1. 鬼箭羽

鬼箭羽为卫矛科植物卫矛的干燥具翅状物的枝条或翅状附属物，别名卫矛、鬼箭、神箭等。味苦，性寒。归肝、脾经。功可破血，通经，杀虫。现代研究证实，鬼箭羽有降血糖作用。

2. 菝葜

菝葜，又名金刚藤，为百合科植物菝葜的干燥根茎。味甘，微苦、涩，性平。归肝、肾经。有利湿祛浊、祛风除痹、解毒散瘀的功效。早在《圣济总录》中即以菝葜饮治疗消渴饮水无休及消渴小便数少。现代研究显示，菝葜具有降血糖、抗炎镇痛、抗肿瘤及抗菌作用。

3. 地骨皮

地骨皮，又名枸杞皮，为茄科，枸杞属植物，是枸杞的根皮，具有凉血除蒸、清肺降火等功效。主治虚劳，潮热盗汗，肺热咳喘，吐血、衄血，血淋，消渴等。早在《神农本草经》即记载："主五内邪气，热中消渴，周痹。"《食疗本草》云："去骨热消渴。"《圣济总录》以地骨皮饮治疗消渴日夜饮水不止，小便利。《医心方》以枸杞汤治消渴唇干口燥。现代研究表明，地骨皮具有降血糖作用。

4. 生麦芽

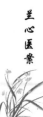

麦芽味甘，性平，归脾、胃经。功可行气消食，健脾开胃，回乳消胀。现代研究显示，生麦芽具有降血糖的作用，麦芽含丰富的麦芽糖，是少有的既降糖又补充人体所需糖分的营养物质，是理想的降血糖物质。

颈椎病

随着生活方式的改变，长期低头、伏案工作人群增多，近年来颈椎病的患病率不断上升，根据受累组织和结构的不同，颈椎病可分为神经根型颈椎病、颈型颈椎病、脊髓型颈椎病、交感型颈椎病和椎动脉型颈椎病等几个类型，临床表现也多种多样。治疗方面，西医治疗以缓解症状及手术治疗为主，中医治疗颈椎病，较其他治疗方法有独特的优势，既能恢复神经功能，又能改善供血，舒筋活络。将症状及舌脉表现综合辨证，依据证型论治，能够取得良好的疗效。

一、病因病机

颈椎病属于中医学"痹证"范畴，多因外伤、气血亏虚及感受风寒湿邪所致，表现为头昏、目眩、耳鸣等。樊兰英主任经过多年临床经验的总结认为，颈椎病患者多以眩晕、后颈部僵痛、手麻等症状就诊，此类患者临床属内科"眩晕""头痛"范畴。《内经》云："诸风掉眩，皆属于肝。"肝阳上亢，则头晕目眩，头痛，肢体麻木；瘀血阻络，清阳不升，则又加重以上诸症。

二、辨证论治

樊兰英主任在总结临床经验的基础上，认为颈椎病患者辨证多比较复杂，患者由于常年失治，往往瘀血、痰湿、肝阳多种致病因素合而为病，故临床上辨证施治，自拟验方治疗，常可取得良好的疗效。

三、治则方药

樊兰英主任认为，颈椎病辨证多属肝阳上亢，瘀血阻络，舌苔厚腻者考虑兼有痰湿，治以平肝潜阳、活血通络为法，酌加化痰祛湿之品，并自拟验方治疗。樊兰英主任常用天麻、钩藤、石决明平肝潜阳，息风止痉；三棱、莪术、大血藤、川芎活血行气，通络止痛；威灵仙、豨莶草、伸筋草祛风湿，除痹痛；桂枝、白芍、葛根出自张仲景桂枝加葛根汤，主治"太阳病，项背强几几，反汗出恶风者"。此外，舌苔厚腻者合用半夏白术天麻汤、泽泻汤化痰祛湿；舌苔黄腻者加酒大黄清热利湿，导邪下行；肝肾亏虚者合二至丸、六味地黄丸滋补肝肾。

带状疱疹论治

带状疱疹是皮肤科非常常见的一种疾病，当机体受到某种刺激（如创伤、疲劳、恶性肿瘤等）或病后虚弱导致机体抵抗力下降时，潜伏在人体内的水疱－带状疱疹病毒被激活，沿感觉神经轴索下行到达该神经所支配区域的皮肤内复制产生水疱，同时受累神经发生炎症、坏死，产生神经痛，有的患者会遗留神经痛，且疼痛剧烈，难以忍受。带状疱疹的西医治疗以抗病毒、抗炎、止痛、营养神经、缓解神经水肿为主，常用药物有抗病毒药物、抗生素、阿片类镇痛药、激素、营养神经药物等。带状疱疹后遗神经痛的治疗以药物治疗、微创介入治疗、针刺治疗、臭氧治疗为主，但疗效较差，且毒副作用大。中西医结合治疗带状疱疹及带状疱疹后遗神经痛，则可缩短疗程，减轻了西药带来的毒副作用。

一、病因病机

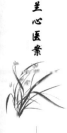

带状疱疹属于中医学"火带疮""缠腰火丹""蛇串疮"等范畴，历代医籍对其病名由来、病因病机及辨证论治论述颇多。如《证治准绳·疡医·缠腰火丹》曰："绕腰生疮，累累如珠何如？曰：是名火带疮，亦名缠腰火丹。由……肝火内炽，流入膀胱，缠于带脉，故如束带。"《医宗金鉴·缠腰蛇丹》记载："此证俗名蛇串疮，有干湿不同，红黄之异，皆如累累珠形。干者色红赤，形如云片，上起风粟，作痒发热。此属肝心二经风火，治宜龙胆泻肝汤；湿者色黄白，水疱大小不等，作烂流水，较干者多疼，此属脾肺二经湿热，治宜除湿胃苓汤。若腰肋生之，系肝火妄动，宜用柴胡清肝汤治之。"阐明了带状疱疹发病主要影响肝、膀胱、心、脾、肺等脏腑，病机多为肝火炽盛、流注膀胱、风火相煽、脾肺湿热等。

二、辨证论治

樊兰英主任认为，带状疱疹急性期表现为沿神经分布走形的红斑，红斑基础上出现粟粒至绿豆大小簇集样丘疱疹为主，常伴有神经痛，认为此多为心肝二经火毒炽盛，或肺脾二经湿热熏蒸所致。心肝二经火毒炽盛，外炎肌肤，故出现成簇状疱疹；肺脾二经湿热熏蒸，故疱疹灼热疼痛，难以入眠；肝为刚脏，肝经郁热，湿热熏蒸，则患者可见舌红，苔黄腻，脉弦。故急性期治以清热利湿，解毒止痛为法，方用龙胆泻肝汤加减。

带状疱疹后遗症期主要表现为皮疹消退，受侵犯神经区域仍有疼痛，疼痛持续或间歇发作，其性质多样，可呈针刺样、烧灼样、刀割样、电击样、走窜痛、放射痛或隐隐作痛。中医讲"不通则痛，不荣则痛"，故以益气活血，通络止痛为治疗大法。

三、治则方药

樊兰英主任治疗带状疱疹患者，急性期治以清热利湿、解毒止痛为法，方用龙胆泻肝汤加减。龙胆泻肝汤出自《医方集解》，用于治疗肝胆实火上炎证以及肝经湿热下注证。方中龙胆既泻肝胆实火，又利肝胆湿热，泻火除湿，双管齐下；黄芩、栀子清热泻火燥湿；泽泻、木通、车前子引湿热从小便而去，给邪以出路；当归、生地黄滋阴养血，祛邪而不伤正；柴胡疏畅肝胆之气，引药归经；甘草调和诸药。全方泻中有补，祛邪而不伤正，使实火得泻，湿热得清，循经诸证得愈。此外，急性期可用火针、刺络拔罐等方法治疗，使火热毒邪外散，可散瘀止痛，排脓消肿，加快皮损结痂脱落，促进皮肤修复。

带状疱疹后遗神经痛期治疗以益气活血，通络止痛为治疗大法。在清火毒余热的同时，还要让患者解除痛苦，减轻疼痛。治疗时以乳香、没药活血止痛，促进皮损的恢复；以虫类药加强通络止痛之功；以黄芪、防风、威灵仙（王焕禄名老中医经验）益气祛风，通络止痛，恢复神经功能，防止留有后遗症；以菝葜调节免疫功能，此药亦有通络功能。多种方法治疗，不墨守成规，既可收到满意疗效，又可解除患者痛苦，不留后遗症。

湿疹

湿疹是临床常见的皮肤疾病，多因天气环境的改变、饮食油腻辛辣、情志不遂等诱发。多病情反复、迁延不愈、皮疹多样，严重影响患者的生活质量。目前西医治疗多采用外用药物特别是糖皮质激素药膏进行治疗，但药物品种多，治疗后效果明显有差异，长期使用糖皮质激素类药物还容易出现皮肤萎缩、毛细血管扩张，色素沉着等不良反应。湿疹，中医学谓之"湿疮""湿毒疮"等，在治疗此病方面有一定疗效。

一、病因病机

西医学认为湿疹的病因复杂，常为内外因综合导致的结果，内因如精神紧张、内分泌失调、新陈代谢障碍等，外阴如生活环境、气候变化、食物等均可导致湿疹的发生。中医学历代文献著作中提到了此类疾病发生、发展的过程，如《诸病源候论》言"心家有风热""风湿搏于气血所生";《医宗金鉴》强调"由心火脾湿受风而成";《中医病证诊断疗效标准》将其分为风热湿毒、湿热毒盛、血虚风燥、脾虚湿困等证型。有人认为在上述分型外，还有湿瘀互结、肝肾阴虚型。在湿疹众多因素中"湿""热"最为突出，一般责之肝、脾、肺三脏。《内经》有云"肺者，气之本，魄之处也，其华在毛，其充在皮""肝者，罢极之本，魂之居也，其华在爪，其充在筋，以生血气""脾、胃、大肠、小肠、三焦、膀胱者，仓廪之本，营之居也，名曰器，能化糟粕，转味而入出者也，其华在唇四白，其充在肌"。肺、肝、脾三脏的生理功能异常，肝郁气机不畅，肺卫开合紊乱，人体气机郁结不畅，水液代谢失调，郁久伤脾胃，运化功能失司则湿邪内蕴，水湿蕴久化热，湿热内蕴熏蒸于肌表，气血不通则瘀滞，进而出现皮疹。此类湿疹多起病急，患处鲜红肿胀，叠起丘疹、水疱、糜烂流滋，浸淫蔓延，聚类瘙痒，便秘溲赤，舌质红，苔黄腻厚，脉滑数。樊主任认为湿疹以湿热蕴结于皮肤为重点，病发

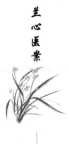

在肌表，病位多在肝、脾、肺脏，急性期以实证为主，后期则以虚证明显。

二、辨证论治

皮疹特点为肥厚浸润、粗糙、或呈苔藓样变，颜色褐红或褐色，常伴有丘疱疹、痂皮、抓痕，倾向湿润变化等特征。根据国家中医药管理局 1994 年发布的《中华人民共和国中医药行业标准·中医病证诊断疗效标准》规定：脾虚湿盛证的主症为皮损潮红，疹痒，红斑、丘疹、搔后糜烂渗出，可见鳞屑，临床多为亚急性发病，伴有纳少、神疲、腹胀便溏，舌淡胖，苔白或腻，脉弦滑。血虚风燥型主症为瘙痒、鳞屑、皮损色暗或色素沉着、皮肤肥厚粗糙、苔藓样变，临床多为慢性发病，久病，伴口干不欲饮，纳差腹胀，舌淡，苔黄白，脉细弦。湿热毒盛型主症为皮损鲜红肿胀，可丘疹、水疱同时出现并伴糜烂，口苦、口黏，怕热，心烦急躁，小便黄，大便黏腻不畅，舌红，苔黄腻，脉弦滑数。风热湿毒型主症为丘疹为主，颜色红，伴剧烈瘙痒，遇风、遇热加重，伴头痛、咽痛、关节疼痛等，舌红，苔白或黄，脉浮滑。

三、治则方药

樊兰英主任认为，湿疹多为湿热蕴结于皮肤导致，病发在肌肤表面，病位多在肝、脾、肺脏，治法上以清热利湿为主。自拟茵石米甘汤加减治疗。茵陈归脾、胃、肝、胆经，味苦、辛，性微寒，作用为清肝胆脾胃湿热；生薏苡仁入肺、脾、胃经，能健脾益胃、补肺清热、祛风渗湿。滑石、生甘草则益气清热利湿，通利小便。樊兰英主任通常使用茵陈 15～30g，生薏苡仁 15～30g（如脾虚，则应使用炒薏苡仁），滑石 10～15g，生甘草 6～10g。如皮疹局部热红，加白鲜皮、生地黄、地骨皮、牡丹皮等；如瘙痒剧烈，加防风、地肤子等；如皮疹糜烂，加苦参、马齿苋等；如皮疹色淡暗、伴脱屑，加当归、白芍等。

慢性荨麻疹

荨麻疹为一种临床常见的过敏反应性疾病，该病临床表现主要是皮疹、风团及瘙痒反复发作，反复发作超过 6 周以上即可诊断慢性荨麻疹。目前西医治疗荨麻疹主要以抗过敏、减少过敏反应为主，临床常用一、二代抗组胺药，但其存在嗜睡等不良反应，且停药后易再次复发。本病属于中医学"瘾疹"范畴，在治疗方面有自己独特的优势，可以明显改善症状、减少复发，安全有效。

一、病因病机

早在《内经》中即有"风动则痒""无风不作痒"之说。汉代《金匮要略》中即指出"邪气中经，则身痒而瘾疹""风气相搏，风强则为隐疹，身体为痒"。隋代《诸病源候论》云："白疹者，由风气折于肌中热，热与风相搏所为。白疹得天阴雨冷则剧出，风中亦剧。""若赤疹者，由凉湿折于肌中之极热，热结成赤疹也。得天热则剧，取冷则灭也。"把瘾疹进一步分为赤疹、白疹，认为本病之病因是阳气外虚，外风入于腠理，与气血相搏的结果。《医学入门》云："赤疹因天气燥热乘之……似赤似白微黄，隐于肌肉之间，四肢重着，此风热夹湿也。"由此可见，风邪在荨麻疹发病过程中起重要作用，在发病过程中又可夹寒、湿、热诸邪。

樊兰英主任总结多年临床经验，认为本病总因禀赋不耐，人体对某些物质过敏所致。《内经》曰："邪气所凑，其气必虚。"《诸病源候论》曰："人皮肤虚，为风所折，则起瘾疹。"《医宗金鉴》也有"风邪多中表虚之人"之说。现代医家禤国维教授认为："慢性荨麻疹多因平素体弱，阴血不足，阴虚内热，血虚受风。"患者素体禀赋不足，气血亏虚，虚风内生；或阴血不足，阴虚内热，血虚风燥。患者多自诉遇风、遇冷及夜晚时加重，说明在患者素体禀赋的基础上，风邪侵袭肌肤腠理而发病，风邪客于肌肤，外不得透达，内

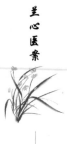

兰心医案

不得疏泄，故风团鲜红、瘙痒、灼热。此外，在临床中樊兰英主任观察到多数荨麻疹患者兼有湿热之邪，究其原因，多由患者平素饮食不节，喜食辛辣、肥甘、腥发之物，致肠胃湿热，湿热郁于肌肤则发病。戴思恭《证治要诀》云："瘾疹……病此者……有人一生不可食鸡肉及章鱼动风之物。才食则丹随发。"综上所述，患者辨证多属本虚标实，虚实夹杂，血虚风燥，兼有湿热，治以祛风养血、兼清湿热为法。

二、辨证论治及治则方药

目前荨麻疹的治疗一般分为3种证型：风热犯表型，治宜疏风清热，方用消风散加减；风寒束表型，治宜疏风散寒，方用桂枝汤或麻黄桂枝各半汤加减；血虚风燥型，治宜养血祛风润燥，方用当归饮子加减。

樊兰英主任认为，随着社会的发展，荨麻疹患者辨证多属血虚风燥，兼有湿热，治以祛风养血兼清湿热为法。故以自拟养血祛风清热汤加减治疗慢性荨麻疹，常可取得良好的疗效。其方药组成为荆芥、防风、蝉蜕、生地黄、薏苡仁、甘草、当归、苦参、地肤子、白鲜皮、肿节风。方中荆芥、防风、蝉蜕辛散透达，疏风散邪，使风去则痒止。荆芥味辛，性温，入肺、肝经，功能祛风解表理血，可祛皮里膜外之风，以疏散在表之风邪为主。防风味辛，性温，入膀胱、肺、脾经，功能祛风解表胜湿，为风药中的润剂，可治一切风邪，能入骨肉，善搜筋骨之风，诸风之证皆可配用。荆芥、防风两药配合，能入肌肤，宣散风邪止痒。现代研究发现，两者有抑制组胺释放、抗乙酰胆碱，以及抑制毛细血管通透性增加的作用。蝉蜕是蝉科黑蚱的皮壳，中空、体轻，主升浮，而走皮毛、腠理，能祛风止痒。药理研究表明，蝉蜕有免疫抑制、抗过敏、镇静、解热、抗炎减少血管通透性的作用。"治风先治血，血行风自灭"故方中以当归、生地黄凉血活血。当归活血养血，调经止痛；生地黄清热凉血，养阴生津。现代药理研究证实，当归有降低毛细血管通透性及抗组胺作用，生地黄具有抗Ⅳ型超敏反应的作用。苦参、白鲜皮、地肤子清热燥湿止痒。苦参能祛风，杀虫止痒；白鲜皮能燥湿，祛风，止痒；地肤子祛风止痒，疏散皮肤之风。三者合用，能治疗风湿侵袭肌肤形成的风疹、瘙痒。生薏苡仁淡渗利湿；肿节风清热解毒；炙甘草调和诸药。诸药合用，共奏祛风养血、清热利湿之功。

急性期治其标，樊兰英主任常用虎杖、皂角刺、白蒺藜、炒槐花等药祛风止痒，清热利湿。虎杖具有清热解毒、祛风利湿、散瘀定痛、止咳化痰功效，常用于治疗湿热黄疸、风湿痹痛、跌打损伤、肺热咳嗽等，清热利湿止痛效果显著。皂角刺祛风止痒，消肿排脓，杀虫。白蒺藜疏风止痒，柔肝行血，现代科学研究发现，该药含蒺藜生碱、刺蒺藜苷，与乙酰胆碱表现为拮抗作用。炒槐花清热、凉血、止血，长于清大肠热。现代科学研究显示炒槐花含芸香苷、槐花二醇葡萄糖、葡萄糖醛酸及鞣质，可减少毛细血管通透性，有抗炎作用，可使毛细血管致密，抑制渗出。

本病后期缠绵难愈，故缓则治其本，樊兰英主任以菝葜、金雀根调节免疫，并合用过敏煎收敛固涩，防止复发。菝葜又名金刚藤，功效祛风除湿，清热解毒，消肿散瘀。金雀根又名锦鸡儿，具有健脾补肝益肾，祛风活血，止痛通脉，清肺补气的功效。《本草纲目拾遗》言其"治跌打损伤，咳嗽，暖筋骨，疗通风，性能追风活血，兼通血脉，消结毒"，主治风湿久痹，筋骨酸痛及半身不遂，虚损劳热等。

过敏煎为祝谌予名方，其组成为银柴胡、乌梅、五味子、防风、甘草。在临床上常用于治疗过敏性鼻炎、过敏性结膜炎、过敏性哮喘、湿疹等过敏性疾病。荨麻疹也是一种过敏性疾病，亦可辨证应用。药效学研究表明，过敏煎对组胺增加毛细血管通透性反应具有抑制作用，该方通过抗组胺从而起到抗过敏作用。

此外，临床中还会遇到部分慢性荨麻疹患者瘙痒严重，甚至影响睡眠，对于此类患者樊兰英主任多在原方中加用全蝎等虫类药搜风通络止痒，加磁石、龙骨、牡蛎等重镇安神，临床中往往能起到良好的效果。

百合病

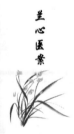

百合病多发生在热病之后，亦可因情志不遂，郁而化火，灼伤心肺而形

成。其临床表现以精神恍惚不定、口苦、小便赤、脉微数为特征。现代研究认为本病似属神经系统疾病中的精神分裂症，或类似焦虑症和病后的神经衰弱症等，也有人认为属西医学的慢性疲劳综合征。

一、病因病机

早在汉代，医圣张仲景即在《金匮要略·百合狐惑阴阳毒病脉证并治》中首次提出百合病的病名、病因、证候、诊断及治疗。"百合病者，百脉一宗，悉致其病也。意欲食，复不能食，常默默，欲卧不能卧，欲行不能行，饮食或有美时，或有不用闻食臭时，如寒无寒，如热无热，口苦，小便赤，诸药不能治，得药则剧吐利，如有神灵者，身形如和，其脉微数。"治疗以养阴清热，润养心肺为原则，应从具体病情出发而随证论治。

后世认为百合病病因主要包括两方面。其一为大病之后，余热未清，伤津耗气，故气阴两虚、阴液亏耗，致全身症状百出，如隋代巢元方《诸病源候论·伤寒百合病》曰："伤寒百合病者，谓无经络，百脉一宗，悉致病也。皆因伤寒虚劳，大病之后不平复而变成斯病也。"清代徐彬也认为："伤寒虚劳之人，都有正气不能御邪，致浸淫经脉，现证杂乱，不能复分经络，曰百合病，谓周身百脉皆病。"其二是自清代起，情志不遂或外界精神刺激的病因被提出。如《医宗金鉴》云："若曰百合之病，总脉病也……或平素多思不断，情志不遂，或偶触惊疑，卒临景遇，因而形神俱病，故有如是之现证也。"即情志不遂，五志化火，致郁火伤阴，百脉失和。不管是前者还是后者，其共同的病机都是阴虚内热。

二、辨证论治及治则方药

百合病的病机主要是阴虚内热，当补其阴之不足，以调整阳之偏胜。但阴虚及阳者，在治疗上又当酌用养阳之法，正如张仲景所言"见于阴者，以阳法救之；见于阳者，以阴法救之"。故予以百合地黄汤治疗，其中以百合为主药来清心安神，配合生地黄汁养阴凉血，全方养阴清热，宁心安神，使阴复热退，百脉调和，病得痊愈。当然，在临床实践中还应根据具体情况配伍其他药物。百合病如果出现发热，当用百合滑石散，养阴清热利水，使小便通利，里热随之消除。百合病出现口渴者，还可配合百合洗方洗身，内外同治。如果口渴不解，还可配合瓜蒌牡蛎散，以清热生津止渴。研究表明，百合类方在改善抑郁、焦虑等精神异常状态及其伴随症状方面与抗抑郁、抗焦虑类西药作用相似。

近年来，随着生活节奏的加快，生活压力的加大，临床上焦虑、抑郁的患者明显增多，特别是围绝经期妇女更是发病率高。许多人治疗此类疾病以疏肝解郁为法，但樊兰英主任临床中，多用百合知母汤合柴胡剂治疗，取得了良好的疗效。加减化裁方面，心中懊恼者合栀子豉汤，喜悲伤欲哭者合甘麦大枣汤，眠差梦多者合酸枣仁汤。另外，辨证调护也很重要，要多为患者做思想工作，嘱其避免不良情志刺激，解除心中忧虑，方能彻底治愈。

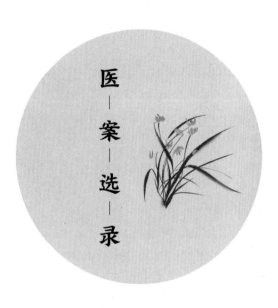

医—案—选—录

外感病

咳嗽（风邪犯肺证）

患者张某，女，57岁。初诊：2020年9月21日。

主诉：咳嗽1年余。

现病史：患者1年多前"感冒"后出现咳嗽，每遇风或刺激性气味引发，多为阵咳，伴憋气，偶可闻及喉中哮鸣音，咳出黏痰后咳停，痰量较少，自觉口干、口渴，咽痒，纳眠可，二便正常。查血常规及肺CT均无异常。

查体：舌红，舌体瘦薄，苔薄白欠津，脉弦细。

中医诊断：咳嗽（风邪犯肺证）。

治法：宣肺散寒，降逆化痰为主。

方剂：射干麻黄汤加减。

处方：射干10g，炙麻黄5g，细辛3g，紫菀15g，款冬花10g，五味子10g，浙贝母10g，生甘草10g，清半夏10g，前胡10g，蝉蜕10g，肿节风15g。7剂，水煎服，每日1剂，早晚分服。

二诊（10月12日）：服药后症状明显减轻，仍有间断发作，尤其在遇风之后，痰色白，质黏难咳出，口干，大便偏干。舌尖红，少苔，脉弦细。

处方：射干10g，炙麻黄5g，细辛3g，紫菀15g，款冬花10g，五味子10g，浙贝母10g，生甘草10g，清半夏10g，前胡10g，蝉蜕10g，肿节风15g，麦冬10g，炙桑皮10g，地骨皮10g，瓜蒌20g。7剂，水煎服。

三诊（10月19日）：偶有咳嗽，几乎无痰，口干，余无不适。舌尖红，苔薄白，脉细。

处方：射干10g，炙麻黄5g，细辛3g，紫菀15g，款冬花10g，五味子10g，浙贝母10g，生甘草10g，清半夏10g，前胡10g，地龙10g，肿节风

15g，麦冬 10g，炙桑皮 10g，地骨皮 10g，沙参 10g。7 剂，水煎服。

后电话随访，告已痊愈。

按： 本患者咳嗽为风邪引动内饮而致，相当于西医学中的咳嗽变异性哮喘，临床典型症状为咽痒即咳，或异味、刺激性气味致咳，咳嗽程度比较剧烈，可伴喘憋，或仅表现为咳嗽。痰多，为稀白痰，咳嗽多为夜间重、白日轻，部分患者平素患有其他过敏性疾病如过敏性鼻炎、慢性荨麻疹或慢性湿疹等。樊兰英主任认为该病的病机为宿痰内伏于肺，外邪引触，以致痰阻气道，气道挛急，肺失肃降，肺气上逆而致。本病本质属哮证，气道挛急所致的咳嗽为标，宿痰伏肺仍是本病缠绵难愈和反复发作的根源，故治疗本病以散寒宣肺、降逆化痰为法。

射干麻黄汤出自《金匮要略》，"咳而上气，喉中水鸡声，射干麻黄汤主之。"方中射干、炙麻黄并为君药，射干性寒，味苦，归肺经，功可清热解毒，祛痰利咽；麻黄性温，味辛、微苦，归肺、膀胱经，发汗解表，宣肺平喘，利水。两药合用，共奏宣利肺气、利咽消痰、平喘除哮之效。细辛性温，味辛，辛能发散，温散久伏于肺的寒饮；清半夏降逆化痰；紫菀温润止咳；浙贝母止咳化痰；前胡祛风止咳；蝉蜕祛风止咽痒（现代药理研究显示其有抗过敏作用）；五味子敛肺止咳，防止咳嗽日久伤肺耗气，并能制约炙麻黄、细辛辛散之烈；炙甘草调和诸药；肿节风抗炎抗菌。诸药配伍，散收合用，润燥并施，以达温肺散寒、祛风止咳平喘之效。服药后患者症状大减，舌尖红，少苔，伴口干症状，加之泻白散清泻肺热，沙参滋阴润肺而愈。

咳嗽（风邪犯肺，痰饮内阻证）

患者纪某，男，43 岁。初诊：2021 年 8 月 16 日。

主诉： 反复咳嗽 1 年，加重 1 周。

现病史： 患者于 1 年前出现咳嗽，反复发作，伴咳少量痰、咽痒，曾于外院诊断为"咳嗽变异性哮喘"，近 1 周加重，遂前来进一步诊疗。刻下症：咳嗽，咽痒，白痰，胸部、咽部异物感，气短，倦怠，纳可，眠可，二便调。

查体： 舌红暗，苔白，脉弦滑。

中医诊断：咳嗽（风邪犯肺，痰饮内阻证）。

治法：祛风宣肺，化痰止咳。

方剂：射干麻黄汤加减。

处方：射干 10g，炙麻黄 5g，细辛 3g，紫菀 15g，款冬花 10g，五味子 10g，浙贝母 10g，生甘草 10g，清半夏 10g，前胡 10g，地龙 10g，肿节风 15g，瓜蒌 20g。7 剂，水煎服，每日 1 剂，早晚分服。

二诊（9 月 27 日）：患者服药后症状明显好转，后自行停药，并外出游泳，咳嗽、咳痰再次加重。刻下症：咳嗽，咽痒，心烦，汗出，燥热，小便微黄，大便干。上方去地龙、瓜蒌，加僵蚕 10g、酒大黄 6g、黄柏 10g、知母 10g。12 剂，水煎服，每日 1 剂，早晚分服。

三诊（10 月 18 日）：患者服药后咽痒减轻，咳嗽明显减轻，白痰减少，无燥热，但汗出，舌红，体胖大，苔白。上方去知母、黄柏，加陈皮 10g、茯苓 15g、桂枝 10g，继服 7 剂。

四诊（10 月 25 日）：患者咽痒已经消失，但以晨起白痰多，无鼻塞，咽喉异物感，遂以上方去僵蚕、前胡，加辛夷 10g、苍耳子 20g，继服 7 剂。

后随访，患者未诉不适症状，效不更方继续巩固 7 天。

按：《医学心悟》云："喘以气息言，哮以声响言。"本证"咳而上气，喉中水鸡声"，即属"哮喘"范畴。《金匮要略》中记载："咳而上气，喉中水鸡声，射干麻黄汤主之。"射干麻黄汤的宣肺、升结、化饮、降逆的组方原则，给治疗哮喘病发作期奠定了基本用药原则。本方较小青龙汤平和，治疗寒饮郁肺，有无外感风寒皆可应用。临床用此方治疗哮喘病，在缓解症状方面有较理想的疗效。另外，本方可用于治疗喘息性支气管炎、老年慢性支气管炎、小儿支气管炎、支气管扩张症等疾病。樊兰英主任以射干麻黄汤在门诊治疗咳嗽变异性哮喘病患很多，研究显示具有明显的临床疗效。原方射干麻黄汤宣肺散寒，化饮降逆。方中射干苦寒开痰结、利咽喉气道以治标；麻黄辛温散寒宣肺，止咳平喘；生姜、细辛辛温散寒化饮；紫菀辛甘苦温，款冬花辛微苦温，二味药能温肺润肺，化痰止咳；半夏降气化痰散结；五味子收敛肺气，并防麻黄发散太过；大枣安中调和诸药。诸药合用，标本俱治，共奏宣肺散结、温肺化饮、降逆平喘之功。此方宣中有降，散中有收，祛中有补，但侧重温阳化饮散寒。喻嘉言《医门法律》云："发表、下气、润燥、开痰，四法萃于一方，用以分解其邪。"

此男性患者反复咳嗽病程已经1年余，正气不足，邪气侵袭日久致肺脾两虚，气虚痰结血瘀，久而化热积滞胸中，故以射干麻黄汤为基础，加祛风清热、豁痰活血之品。患者症减停药，掉以轻心，复感寒湿而发并加重入里，灼烧营血，从气分传至营分，出现表邪未解，入里化热证。故二诊时调整用药，加僵蚕搜风化痰通络，知母、黄柏清热燥湿滋阴，另防辛散、温化太过伤及阴分，熟大黄通便而使气机顺畅降下。服用二诊处方12剂后里热、血分热已去，表邪渐轻，因脾虚运化力弱，故痰湿不减，方去清热燥湿之品加健脾化湿之陈皮、茯苓，配合半夏、甘草成"二陈汤"功效，一方面健脾化痰燥湿，另一方面化痰理气解郁，考虑寒饮内盛故加桂枝起辛散温化之效。服药后患者症状较前再次减轻，仅以晨起白痰为主，并诉咽喉处异物感，樊兰英主任综合考虑，肺通窍于鼻，邪气易侵，寒湿成涕通过鼻咽至咽喉，故去作用在部位较深的僵蚕、前胡，用辛夷、苍耳子作用于偏上部位置的散寒通窍之品，根据患者之后随访所诉，之前辨证、考虑因素准确，所以效果显现。

患者因疗程不够而症状反复，故继续服药7天以巩固疗效，使正气足，恢复至阴阳平和、气血充足、脏腑功能正常的阶段。所以樊兰英主任重辨证用药，但用药的疗程、患者自身的调养同样重要，所谓"三分治，七分养"，人体是有自我修复、恢复的能力，治疗只是起到引导、辅助的作用，如平时不注意调养仅仅依靠治疗，是本末倒置的。所以提高居民的健康意识，使其养成良好的生活习惯，才是中医未病先防的关键，才是大医之作为。

咳嗽（脾虚湿盛证）

患者李某，男，85岁。初诊：2020年10月26日。

主诉：痰多1月余。

现病史：患者于1月余前开始自觉咽中痰多，无发热、咳嗽，无鼻涕及倒流，痰白易咳出，晨起时为白色痰块，下肢凉、畏寒，纳眠可，小便正常，

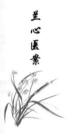

大便时不成形。

查体：舌边尖嫩红，苔中根部白厚腻，脉沉细。

中医诊断：咳嗽（脾虚湿盛证）。

治法：健脾祛湿。

方剂：竹叶薏米散合温脾汤加减。

处方：炒薏苡仁 30g，竹叶 10g，白豆蔻 10g（后下），肿节风 15g，清半夏 10g，陈皮 10g，茯苓 15g，炒白术 15g，生黄芪 30g，党参 10g，生甘草 10g，干姜 10g。7 剂，水煎服，每日 1 剂，早晚分服。

二诊（11 月 2 日）：患者服药后痰量减少，为白稀痰，易咳出，大便部分时间已成形。舌脉同前。效不更方，守前方继服 7 剂。

三诊（11 月 16 日）：患者服药后痰量逐渐减少，但仍有少量白稀痰，无咳嗽及鼻塞、流涕，纳眠可，大便有时不成形，小便正常。舌边嫩，苔已转薄，中根部白腻苔，脉沉。继以健脾祛痰湿为主。

处方：炒薏苡仁 30g，竹叶 10g，白豆蔻 10g（后下），清半夏 10g，陈皮 10g，茯苓 15g，炒白术 15g，生黄芪 30g，党参 10g，生甘草 10g，干姜 10g，肿节风 30g，菝葜 30g。7 剂，水煎服。

四诊（11 月 23 日）：痰量明显减少，偶有块状痰，近 1 周自觉口干，无其他不适症状。舌淡红，舌体中间可见裂纹，苔薄黄略干，脉沉细。

处方：炒薏苡仁 30g，竹叶 10g，白豆蔻 10g（后下），清半夏 10g，陈皮 10g，茯苓 15g，炒白术 15g，生黄芪 30g，党参 10g，生甘草 10g，干姜 10g，肿节风 30g，菝葜 30g，麦冬 10g，知母 10g。7 剂，水煎服。

五诊（11 月 30 日）：近 1 周患者无明显诱因出现阵发心悸，心率最高 167 次 / 分，就诊时心率 76 次 / 分，律齐，无胸闷、胸痛，无乏力、汗出，咽中少痰。纳眠可，二便正常。舌红，苔薄白略干，脉沉细。

处方：清半夏 10g，陈皮 10g，茯苓 15g，炒白术 15g，生黄芪 30g，党参 10g，生甘草 10g，干姜 10g，肿节风 30g，菝葜 30g，麦冬 10g，知母 10g，酸枣仁 20g，珍珠母 30g（先煎）。7 剂，水煎服。

六诊（12月7日）：患者服药后心悸偶发，无其他不适症状，舌脉同前。

处方：清半夏10g，陈皮10g，茯苓15g，炒白术15g，生黄芪30g，党参10g，生甘草10g，干姜10g，肿节风30g，菝葜30g，麦冬10g，知母10g，酸枣仁20g，珍珠母30g（先煎），太子参20g，五味子10g。7剂，水煎服。

服用后心悸未发作，诸症平稳，继服两周巩固疗效后停药。随访症状未发作。

按：临床此类患者颇多，往往以痰多为主诉，而无咳嗽及鼻炎等症，或伴畏寒，或见便溏。该患者已除外因肺病而生痰，结合其肢冷、便溏、舌嫩表现，可诊断为脾虚而内生痰湿。脾为生痰之源，脾失运化，则痰湿内生。脾阳不足，皮肤、四肢失于温煦则肢冷。故师云："辨证精准，临床效果才能显著。"体会中医治病必求于本的思想，以解除患者病痛。

竹叶薏米散是王焕禄名老中医的经验方，方中竹叶清热除烦，导热从小便出；薏苡仁健脾祛湿；白豆蔻化湿行气。在此基础上随症加减，患者脾阳不足，取温脾汤中干姜、党参、甘草，合黄芪、白术、茯苓健脾温阳，清半夏、陈皮祛湿化痰。辨证施治，效果才能立竿见影。而方中菝葜可祛风利湿，解毒消肿，现代药理研究显示其可调节免疫，可用于风湿痹证、淋证、胃肠系统疾病等。后患者出现心律失常之症，以酸枣仁、珍珠母养心、镇心，如症状严重，可加入紫石英。症状减轻后结合患者舌脉症，佐以生脉饮调和气阴而诸症平息。

咳嗽（风邪犯肺，湿热内蕴证）

患者陈某，男，63岁。初诊：2020年12月21日。

主诉：咳嗽、咳痰1月余。

现病史：患者1月前受风后出现咳嗽、咳痰，痰白，咽干瘙痒，服用苏黄止咳胶囊和养阴清肺口服液后症状未见缓解，遂前来进一步诊疗。刻下症：咳嗽，汗出多，尤以夜间汗出多为主，气短，口中异味，口苦，心烦急躁，眠欠佳，时有全身皮肤刺痒潮热感，纳可，小便黄，大便黏腻。

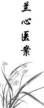

查体：舌红，苔薄黄腻，脉弦滑。

中医诊断：咳嗽（风邪犯肺，湿热内蕴证）。**西医诊断**：慢性支气管炎。

治法：祛风扶正，清热化湿。

方剂：玉屏风散合竹叶薏米散加减。

处方：生薏苡仁30g，竹叶10g，白豆蔻10g（后下），柴胡10g，黄芩10g，金钱草30g，浮小麦30g，生龙骨30g（先煎），生黄芪20g，防风10g，炒白术10g，肿节风15g，酒大黄6g，桂枝10g，白芍20g。7剂，水煎服，每日1剂，早晚分服。

二诊（12月28日）：患者服上方后汗出有所减轻，潮热减轻，大便通畅，便质偏软，舌红，舌苔较前有渐变薄。予上方加锦鸡儿30g，继服7剂。

三诊（2021年1月4日）：患者服药后口苦消失，汗出、潮热、恶风明显缓解，近期自觉咽部异物感，白痰，舌红，苔薄黄，脉弦。以上方去金钱草、生薏苡仁、竹叶、白豆蔻，加射干10g、紫菀10g。继服7剂。

四诊（1月11日）：患者无咳嗽，无汗出，症状基本消失，故以中成药巩固即可。

按：咳嗽的中医病因有内外之分，外多以感受外邪为主，内多以肺阴不足、脾虚痰湿、肺肾气虚等为主。呼吸类疾患发病急，多传变快，单纯的表证或内伤较少，而表里共疾多见，程度不一，故辨证需准确，用药侧重应有所不同，用经方而需变通，补泻可共用，不必拘于"闭门留寇"之说，效果益甚。

此患者1月前受风寒而出现咳嗽咳痰，因受外淫之邪，侵袭肺卫，肺失和降，久而化痰，后因自行服药有误，故症状不缓解，久而不愈。随病程的延长，邪热入里，火热内生，灼阴耗气。肺气失和，热灼阴液，久而及肾，伤及肾阴，故夜间阳不入阴，热迫外出，夜间汗出多。情志不遂，肝气不舒，则肝胆火热内蕴，逐渐湿热内生，内蕴蒸腾，加肺虚则木火刑金，出现肌表潮热感。综合舌脉，四诊合参，患者以湿热为标，表虚为本，故急则治其标，以柴胡、黄芩清上焦之热、透邪气之热，生薏苡仁、竹叶、白豆蔻清中焦之热，金钱草利下焦之热，玉屏风散合桂枝汤益气固表、调和阴阳，浮小麦、生龙骨敛汗养心镇静。熟大黄通腹泄热。患者服用 14 剂后湿热大去，故将清利湿热之品去除，加射干、紫菀以利咽、化痰为主，病自去。

咳嗽（痰热壅肺，热灼肺络证）

患者田某，女，53 岁。初诊：2015 年 8 月 10 日。

主诉： 咳嗽两周。

现病史： 自述两周来咳嗽频作，咳声响亮，痰少质黏不易咳出，口服抗生素及化痰药效果欠佳，遂来中医院就诊。刻下症：咳嗽频作，咳声清亮，胸闷，咳痰色黄黏稠，心烦口渴，便秘溲赤。

查体： 舌红苔黄腻，脉滑数。

中医诊断： 咳嗽（暑热咳嗽），痰热壅肺，肺失宣肃。

治法： 清热化痰，宣肺止咳，热灼肺络。

方剂： 麻杏石甘汤合清络饮加减。

处方： 炙麻黄 4g，苦杏仁 10g（后下），生石膏 30g（先煎），甘草 10g，荷叶 15g，竹叶 10g，丝瓜络 10g，西瓜翠衣 30g，金银花 30g，川贝母 6g，炙杷叶 30g，羚羊粉 0.6g（冲）。7 剂，水煎服，每日 1 剂，早晚分服。

二诊（8 月 17 日）：服药 7 剂，咳嗽好转，咳痰顺畅，自觉乏力、口渴，舌淡红，苔少，脉细，前方减麻黄、石膏，加太子参 10g、花粉 10g。继服 7 剂，水煎服，每口 1 剂。

三诊： 诸症悉除，为巩固疗效，予养阴清肺口服液口服，每次 10mL，每日 3 次，口服 1 周。

按： 患者病发中伏，暑邪致病尤为突出。暑季火热犯肺，炼液为痰，痰热壅肺，肺失宣肃，发为咳嗽，治疗以清热化痰、宣肺止咳为法。以麻杏石甘汤为主方，加入荷叶、竹叶、丝瓜络、西瓜翠衣，重视暑邪犯肺致咳，能够明显提高暑季痰热咳嗽的疗效。

鼻鼽（外邪犯肺证）

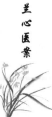

患者刘某，女，59 岁。初诊：2020 年 9 月 2 日。

主诉： 反复鼻塞、咳嗽20年，加重1个月。

现病史： 患者近20年反复出现鼻塞、打喷嚏、咳嗽症状，近1个月症状频发并且加重，伴有流涕，打喷嚏，气短，胸闷，憋气症状，咽干微痛，时有乏力倦怠，无头晕，偶有耳道瘙痒，偶有燥热，眠欠佳，难以入眠，二便调。

查体： 舌淡红，苔薄白，脉细。

既往史： 过敏性鼻炎，慢性支气管炎。

月经胎产史： 绝经6年。

中医诊断： 鼻鼽（外邪犯肺证）。**西医诊断：** 过敏性鼻炎，慢性支气管炎。

治法： 疏风清热，益气固表，调和营卫。

方剂： 桂枝加黄芪汤加减。

处方： 生黄芪20g，防风10g，炒白术10g，桂枝10g，白芍20g，辛夷花10g，苍耳子15g，白芷10g，荆芥10g，细辛3g，五味子10g，菊花10g，冬凌草10g，射干10g，紫菀10g。7剂，水煎服，每日1剂，早晚分服。

后因患者服7剂后有事不能前来就诊，故予以苏黄止咳胶囊、百令片服用7天继续诊疗。

二诊（9月16日）： 患者自诉服药后鼻塞较前明显减轻，无喷嚏，无咳嗽，无胸闷、气短、憋气症状，无咽痛，燥热减轻，舌脉同上，效不更方，继续于上方7剂，水煎服，每日1剂，早晚分服。

三诊（9月23日）： 患者自诉无鼻塞、流涕、喷嚏、咳嗽胸闷，故继服7剂可停药。

按： 过敏性鼻炎属中医鼻鼽范畴，此病多为慢性病史。清代医家吴德汉有云："要知易风为病者，表气素虚；易寒为病者，阳气素弱……易劳伤者，中气必损。须知发病之日，即正气不足之时。"提出某种体质的人易患与之相关疾病，说明临床实践中，"辨体"具有非常的重要意义。《素问·至真要大论》云："少阴之复，懊热内作，烦躁鼽嚏。"《素问·五常政大论》："太阳司天，寒气下临，心气上从，喷嚏善悲。"巢元方更在《诸病源候论》中提道："漆有毒，人又禀性畏漆……"另外，"肺气虚则鼻塞不利""肾为欠为嚏""清涕者，脑冷肺寒"等，亦说明鼻鼽与五脏六腑、气血津液紊乱密不可分，这些均说明了"鼻鼽"与气候环境、遗传、体质密切相关。素体气虚或久病耗伤，稍感风寒而病起，反复发作，主要症状有鼻塞、鼻痒、喷嚏、清水样涕等，严重者可伴眼痒、头痛，辨证多为肺虚感寒，治疗以益气固表、祛风散寒通窍为主。

樊兰英主任认为，鼻鼽的病因病机多为肺气不足，卫外功能失常，又风寒侵袭，鼻窍失于温煦所致。以此患者为例，其年过半百，平素虚弱怕冷，卫表不固，易受外邪侵袭，故每逢秋冬季节则发病，有多年鼻炎、慢性支气管炎病史。卫气不足，外邪侵袭进而入里犯肺，肺通窍于鼻，肺失宣降，津液遇寒成形，堵塞鼻窍故而出现鼻塞流涕、咳嗽的症状，故遣方以桂枝加黄芪汤。方中黄芪为君，补肺气、益脾气，肺气虚而卫外不固，肺气足则表固；脾为肺母，亦为后天之本，脾气健则气自壮。若伴头晕、头痛，可加白芷、细辛通窍止痛；若伴鼻痒、眼痒等症，可加防风、荆芥穗祛风散寒，辛夷、苍耳子散风寒、通鼻窍，再佐以五味子敛肺气。菊花疏风散邪、平肝，射干清利咽喉，可调辛夷之热性。所以诸药合用，既可祛风散寒通窍，又可益气温阳，疗效显著。另外，此类慢性疾病需调理够疗程才可真正起到调理人体阴阳平衡之效，从根本上解决问题。

鼻鼽（肺卫不足，风寒袭表证）

患者陈某，男，45岁。初诊：2017年7月6日。

主诉：鼻痒、喷嚏、流涕反复发作5年，加重两周。

现病史：患者5年前外出受凉后开始频发鼻痒、流涕、喷嚏等症，发作时伴有眼痒、结膜充血等眼部症状，曾于同仁医院查过敏原，提示对尘螨、杂草过敏，诊断为变应性鼻炎。每次发作，均服用抗过敏药、激素治疗，症状能逐步缓解，停药后症状复发，或轻或重。多于每年气候变化时发作，以夏秋季发作频繁。两周前因吹空调受凉后症状加重，自服氯雷他定，症状未缓解，遂来就诊。现症见：鼻痒、喷嚏连作，鼻塞，鼻涕清稀量多，症状一般持续数分钟至数十分钟。伴眼痒、咽痒、恶风寒，咳嗽，咳痰色白质稀，气短，头痛，纳眠可，二便调。

查体：舌体略胖，舌质淡红，苔薄白，脉沉。

中医诊断：鼻鼽（肺虚感寒证）。

治法：补益肺气，祛风散寒。

方剂：桂枝加黄芪汤加减。

处方：桂枝 10g，白芍 10g，生黄芪 20g，甘草 10g，生姜 3 片，大枣 10g，防风 10g，白芷 10g，细辛 3g，五味子 10g，辛夷 10g，苍耳子 9g。14 剂，水煎服，每日 1 剂，早晚分服。

二诊（7 月 20 日）：自诉服药 1 周后鼻痒、流涕、喷嚏每日发作 2～3 次，停用氯雷他定，后诸症未发，但自觉口干，舌质淡红，苔薄白少津，脉沉。

处方：桂枝 10g，白芍 10g，生黄芪 20g，甘草 10g，生姜 3 片，大枣 10g，防风 10g，白芷 10g，细辛 3g，五味子 10g，辛夷 10g，苍耳子 9g，麦冬 10g，知母 10g。7 剂，水煎服。

三诊（7 月 27 日）：患者服药后鼻痒、流涕、喷嚏未发作，口干缓解。舌质淡红，苔薄白，脉沉。

处方：桂枝 10g，白芍 10g，生黄芪 20g，甘草 10g，生姜 3 片，大枣 10g，防风 10g，白术 10g，苍耳子 9g。7 剂，以巩固疗效。

4 个月后电话随访告知诸症均未发作。

按：患者因受凉首次发病，病史多年，症状典型，过敏原明确，曾接受西药治疗初期疗效尚可，但日久疗效欠佳且易反复。观其舌脉，舌体胖而脉沉，可知其肺脾气虚，脾为生气之源而肺主宣发，将水谷之清气输布于皮毛腠理之间，起抵御外邪之用，今肺气不足，故感寒后出现鼻鼽之诸症。治疗以桂枝加黄芪汤加减益气解表，患者鼻塞、喷嚏较为严重，且伴眼痒、头痛等症，故加防风增强疏风散寒之力，加细辛、白芷、辛夷、苍耳子通窍止痛。二诊时患者出现口干而舌苔少津，乃邪郁生热，稍加知母清热生津、麦冬滋阴清热，后症愈。后方以桂枝加黄芪汤为基础，加入白术健脾益气，防风、苍耳子祛风通窍，疗效显著。

樊兰英主任临证，常选用桂枝加黄芪汤加减治疗肺虚感寒之鼻鼽，患者多为慢性病史，素体气虚或久病耗伤，稍感风寒而病起，反复发作，严重影响生活质量。方中黄芪为君，补肺气、益脾气，肺气虚而卫外不固，肺气足则表固；脾为肺母，亦为后天之本，脾气健则气自壮。现代药理表明，黄芪具有类激素样和免疫促进作用，可提高机体免疫力，减少疾病的复发。气虚甚者可加大黄芪用量，或加炒白术、山药等助黄芪益气之效。桂枝汤具有祛风散寒之效，全方共奏益气固表、祛风散寒之效。若伴头晕、头痛，可加白芷、细辛通窍止痛；若伴鼻痒、眼痒等症，可加防风、荆芥穗祛风散寒；辛夷、苍耳子散风寒、通鼻窍，缓解鼻塞、流涕等症；再佐以五味子敛肺气，且现代药理研究显示其具有增加细胞免疫功能的作用。诸药合用，即可祛风散寒通窍，又可益气温阳，故疗效显著。

鼻鼽（卫气不足，气阴两虚证）

患者彭某，女，34 岁。初诊：2021 年 9 月 12 日。

主诉： 气短、气喘、流涕、喷嚏两周。

现病史： 患者两周前出现流涕、打喷嚏，后反复发作，偶有气喘，易心悸，气短倦怠乏力，易紧张思虑，眠欠佳，纳可，二便调。

查体： 舌红苔白，脉弦。

中医诊断： 鼻鼽（卫气不足，气阴两虚证）。**西医诊断：** ①过敏性鼻炎；②过敏性哮喘。

方剂： 玉屏风散合桂枝汤加减。

处方： 生黄芪 20g，白术 10g，防风 10g，桂枝 10g，白芍 15g，五味子 10g，细辛 3g，白芷 10g，辛夷 10g，苍耳子 20g，酸枣仁 20g，珍珠母 30g（先煎），紫石英 30g，知母 10g，平盖灵芝 10g（先煎），白梅花 10g。7 剂，每日 1 剂，水煎服，早晚分服。

二诊（9 月 19 日）：患者服药后自诉心慌基本缓解，偶有头晕胸闷，鼻子时通时塞，睡眠较前有所缓解，舌红苔薄白，脉弦。

处方： 生黄芪 20g，白术 10g，防风 10g，桂枝 10g，白芍 20g，五味子

10g，细辛3g，白芷10g，辛夷10g，苍耳子30g，酸枣仁20g，珍珠母30g（先煎），天麻10g，钩藤15g（后下），平盖灵芝10g（先煎），白梅花10g。14剂。

三诊（10月10日）：患者服药后鼻塞较前明显减轻，偶有心慌，遇风后时有头痛，睡眠可，舌红苔薄白，脉弦细。

处方：生黄芪20g，白术10g，防风10g，桂枝10g，白芍20g，五味子10g，细辛3g，白芷10g，辛夷10g，苍耳子30g，酸枣仁20g，珍珠母30g（先煎），紫石英30g（先煎），川芎10g，平盖灵芝10g（先煎），白梅花10g。14剂。

按：患者平素易紧张、思虑重，忧思伤脾，脾虚气虚，母亏累子，故肺气不足，肺卫不固则邪气侵袭，肺窍通于鼻，气机不畅受风则流涕、打喷嚏、气短倦怠乏力、恶风，久而伤及根本，纳气不足累及肾。脾虚生化不足，心阳偏亢则心悸，眠差。综合舌脉，四诊合参，证属气虚为主，病位主要在肺、脾、肾，故以补虚为法则，以益气固表、调和阴阳为治法，予玉屏风散合桂枝汤加减治疗，两方益气固表，调和阴阳，补气敛气，一散一收，气机顺畅。《理虚元鉴》论述心肾中曾提到"精生气、气生神……盖安神必益其气，益气必补其精"，故心阳偏亢、肾阴不足，心肾不交，水火不济则心慌眠差，故清心滋阴并用，五味子、酸枣仁、知母滋阴抑火、养心安神，配合紫石英、珍珠母加强镇静安神的作用。细辛、白芷、辛夷、苍耳子四味配合祛风通鼻窍之效尤显。白梅花疏肝解郁、理气。平盖灵芝既可入药，治疗多种慢性疾病，又可用作防病保健的滋补食品，《本草纲目》阐明其可扶正固本、滋补强壮、延年益寿，其性微苦、平，补而不热、补而不滞，具有增强人体免疫功能的作用。首剂服后，患者鼻塞流涕明显减轻，心慌消失，睡眠缓解，舌苔渐薄白，去知母，因益气后效果显著，可能导致肝阳偏亢，故出现头晕，佐平肝潜阳之钩藤、天麻调和，14剂过后患者症状明显减轻，无头晕，偶有出现的心慌因情志导致，故上方去钩藤、天麻，加川芎行气活血，一方面益气而不壅，另一方面起引经活血之效。

脾胃病

腹胀（肝郁脾虚证）

患者刘某，男，45岁。初诊：2020年11月9日。

主诉：腹胀、腹痛两周。

现病史：患者两周前因情志不遂出现胃脘部及下腹部胀满，两胁窜痛，空腹及餐后肠鸣频频（自诉因肠鸣困扰生活），偶有反酸，食欲一般，大便时干时不成形。

查体：舌胖大，质嫩，苔薄白，脉沉弦。

中医诊断：腹胀（肝郁脾虚证）。

治法：疏肝健脾为主。

方剂：四逆散合六君子汤加减。

处方：柴胡10g，白芍10g，枳壳10g，炙甘草10g，清半夏10g，陈皮10g，党参10g，炒白术15g，茯苓15g，生黄芪20g，浙贝母10g，瓦楞子15g，干姜10g，醋延胡索10g。7剂，水煎服，每日1剂，早晚分服。

二诊（11月16日）：服药后肠鸣略减，仍有胁肋部窜痛，疼痛程度减轻，小腹凉，夜眠易醒，大便不成形。舌胖大，质嫩，苔薄白，脉沉细。

处方：柴胡10g，白芍10g，枳壳10g，炙甘草10g，清半夏10g，陈皮10g，党参10g，炒白术15g，茯神10g，生黄芪20g，浙贝母10g，瓦楞子15g，干姜10g，醋延胡索10g，乌药10g，肿节风30g。7剂，水煎服。

三诊（11月23日）：两胁痛及肠鸣均减轻，自诉工作或忙碌时症状不显，偶有反酸，舌脉同前。守上方继服14剂。

四诊（12月7日）：近1周肠鸣仅在空腹时发生，矢气较多，胃脘部隐痛，大便渐成形。舌胖大，苔薄白，脉沉细。

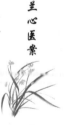

处方：柴胡 10g，白芍 10g，枳壳 10g，炙甘草 10g，清半夏 10g，陈皮 10g，党参 10g，炒白术 15g，茯神 10g，生黄芪 20g，浙贝母 10g，瓦楞子 15g，干姜 10g，醋延胡索 10g，川楝子 9g，玫瑰花 10g。7 剂，水煎服。

五诊（12 月 14 日）：患者目前肠鸣偶作，余无不适，舌脉同前。

处方：柴胡 10g，白芍 10g，枳壳 10g，炙甘草 10g，清半夏 10g，党参 10g，炒白术 15g，茯神 10g，生黄芪 30g，浙贝母 10g，瓦楞子 15g，干姜 10g，醋延胡索 10g，川楝子 9g，玫瑰花 10g。7 剂，水煎服。

两周后患者复诊，症状几愈，药物继服 7 剂后停用。随访未再复发。

按：患者因情志不遂致病，而五脏中肝脏与情志关系最为密切，肝主疏泄，情志不遂可使气机不畅，肝旺则横乘脾土，又患者素体脾虚，致脾胃功能失和，表现为腹胀、嗳气、反酸、胁肋部窜痛，甚则大便干稀不调。脾虚日久则运化功能失常，致湿邪内生，气滞湿阻，则便溏、肠鸣矢气。治疗以四逆散合六君子汤加减，方中柴胡为君，以疏肝解郁；枳壳行气宽中为臣，与柴胡配合，一升一降，使气机条达。白芍养血柔肝，六君子健脾祛湿，抑木培土，加黄芪以加强健脾益气之效，以上诸药共为佐药。甘草调和诸药，为使。其余药物对症治疗，以醋延胡索理气止痛，浙贝母、瓦楞子抑酸，干姜温中，川楝子、玫瑰花疏肝理气。诸药合用，使肝气逐渐条达，脾胃功能渐复而症状缓解。

腹胀（脾胃虚弱证）

患者安某，男，68 岁。初诊：2020 年 10 月 14 日

主诉：反复腹胀 1 周。

现病史：患者近 1 周反复腹胀、怕凉，伴反酸嗳气，自服药物不缓解，遂寻求进一步治疗。刻下症：腹胀、腹部怕冷，伴反酸嗳气，口微苦，口中异味，少痰，口黏，心烦，手指尖凉，饮食不香，纳少，眠可，小便调，大便不畅质黏。

查体：舌质红，舌下脉络紫，舌苔白，脉弦滑。

中医诊断：腹胀（脾胃虚弱）。**西医诊断：**消化不良。

治法：温中健脾消胀。

方剂：温脾汤加减。

处方：肿节风 15g，清半夏 10g，陈皮 10g，茯苓 15g，炒白术 15g，生黄芪 20g，党参 10g，生甘草 10g，黑附片 6g（先煎），干姜 10g，酒大黄 6g，浙贝母 10g，瓦楞子 10g。7 剂，每日 1 剂，水煎服，早晚分服。

二诊（10 月 21 日）：患者服药 7 剂后腹胀怕凉减轻，大便较前通畅，嗳气反酸减少，舌象同上，效不更方，继予 7 剂。

三诊（10 月 28 日）：患者自诉无明显腹胀，腹部怕凉明显减轻，大便不畅，咽干瘙痒，少痰，偶有咳嗽，舌质红，舌下脉络紫，舌白略厚，脉弦滑，在上方基础上增加射干 10g、紫菀 10g，酒大黄加量至 10g，7 剂，水煎服。

四诊（11 月 4 日）：患者服上方后已无明显腹胀、腹凉症状，咽部无瘙痒，痰减少，大便较前通畅。舌质红，舌下脉络紫有所减轻，苔薄白，脉弦。

按：腹胀、嗳气、反酸，中医学属"腹胀""胃痞"等范畴。此患者平素脾胃虚弱，阳气虚弱，运化失司，易湿邪内阻，故出现腹胀、腹部怕凉，饮食不香，大便黏腻不畅；情志不舒，肝郁气滞、化火，木克脾胃，致气机不畅，胃失和降，胃气上逆，故出现嗳气、反酸、口苦、心烦；阳气虚，郁结体内，不达四末，故手指尖凉。舌红，舌下脉络紫，舌苔白，脉弦滑，综合舌脉，四诊合参，证属脾胃虚弱，中焦虚寒，肝气郁结。故方剂予温脾汤加减化裁，温脾汤出自《备急千金要方》，方中生黄芪、党参、茯苓、炒白术、生甘草益气健脾化湿；清半夏、陈皮、浙贝母、瓦楞子调理气机，疏肝和胃降逆；黑附片、干姜温中健脾，振奋阳气；酒大黄一方面降气，另一方面通便祛湿，故患者服药后症状明显缓解，后出现咽部瘙痒少痰，予射干、紫菀利咽化痰；肺与大肠相表里，通便力量加大而肺气通顺，故酒大黄加量。樊兰英主任重视脾胃功能的恢复，通过五行相生的原理，祛子之邪气，以达到临床治疗效果。

腹胀（肝胃不和，血瘀阻络证）

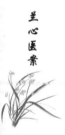

患者姜某，女，63 岁。初诊：2021 年 8 月 2 日。

主诉： 反复上腹、右下腹部胀满两月。

现病史： 患者两月前出现上腹、右下腹胀满，服用多种中成药、西药后症状缓解不明显，两月来反复发作，目前仍以上两部位腹胀，餐后尤其明显，无恶心，无明显嗳气、反酸症状，排气后腹胀症状有所减轻，无口苦口黏，但口干，小腹怕凉，心烦，急躁易怒，纳可，睡眠尚可，二便调。

查体： 舌红暗，舌下脉络迂紫，苔白厚，脉弦。

中医诊断： 腹胀（肝胃不和，血瘀阻络证）。**西医诊断：** 消化不良。

治法： 疏肝消胀，行气活血。

方剂： 小柴胡汤合金铃子散、红藤莪棱煎加减。

处方： 柴胡10g，黄芩10g，法半夏10g，醋延胡索10g，川楝子9g，乌药10g，三棱10g，莪术10g，大血藤30g，厚朴10g，炒神曲15g，桂枝10g，白芍15g，干姜6g，肿节风15g。7剂，水煎服，每日1剂，早晚分服。

二诊（8月9日）：患者服药后腹胀有所减轻，腹部怕凉有所缓解，舌暗减轻，舌苔白厚较前变薄，偶有胸闷不舒，遂予上方加香附10g，继服7剂。

三诊（8月16日）：患者自诉服用上方有症状得到明显缓解，由于情志不舒及饮食不当导致症状反复，故继续服用上方7剂。

四诊（8月23日）：患者复诊表示目前无明显症状，遂继服7剂巩固后可停药。

按： 患者多腹、胁胀满不适，可见肝郁不舒，肝胃不和，肝木克土，脾胃不和，气虚而血不行，瘀血阻络也。真相是这样吗？其实气郁不假，而血瘀先后之位尚有待考证，侧重有待考量。患者女性，性格急躁易怒，情志不遂，瘀血内生，而腹胁之胀，重在经脉之瘀阻。患者也曾腹胀胁痛，可作可愈，但近期反复发作，难以缓解，此乃瘀血阻滞中焦经脉日久，脉络不通，影响了脾胃运化功能，气机无法通畅，故寻常之药以疏肝理气为主，主以行气为法，而临床效果不佳，殊不知重点不在气，而在血在瘀。樊兰英主任正是通过多年临床观察辨证，发现此类情况并不在少数，故治疗遣药虽仍有疏肝理气之品，但方中加大破瘀活血通络之药，效果显著。

方中小柴胡汤、金铃子散可疏肝理气、行气止痛，主要恢复肝胆疏泄之功。桂枝、白芍、干姜、乌药则调和阴阳、柔肝缓急、温中健脾，内外沟通，中下焦并顾；寒则滞，温则散，故方中温性之品利于舒缓气机，温化脾胃经络中寒凝血瘀，再配合红藤莪棱煎以破血行血、化瘀通络，久瘀可去也。患者服药后症状明显缓解，后加香附以增疏肝之功、增上焦舒达之力，故上焦宣达、中焦顺畅、下焦温通，三焦通畅，气机顺畅，郁滞无以复生。

胃痞（肝胃不和证）

患者徐某，女，78岁。初诊：2020年8月23日。

主诉： 上腹胀满不适两周。

现病史： 患者两周前出现上腹胀满不适，后反复发作，偶有胀痛，偶有嗳气、反酸烧心，口黏，心烦易怒，倦怠，少痰，饮食不香，纳少，眠欠佳，小便调，大便不畅。

查体： 舌淡红，苔白厚，脉弦。

中医诊断： 胃痞（肝胃不和证）。**西医诊断：** 消化不良。

治法： 疏肝和胃。

方剂： 柴胡疏肝散加减。

处方： 法半夏10g，陈皮10g，炙甘草10g，醋延胡索10g，厚朴10g，柴胡10g，枳壳10g，白芍10g，肿节风15g，浙贝母10g，瓦楞子10g，海螵蛸15g，酒大黄6g，徐长卿30g，焦神曲10g。7剂，水煎服，每日1剂，早晚分服。

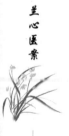

二诊（8月31日）：患者自诉服药后反酸、烧心已经得到缓解，偶有嗳气，仍气短，倦怠，大便黏不成形，舌脉同上，故上方基础除瓦楞子、海螵蛸，加炒白术10g、生山药15g。7剂，水煎服，每日1剂，早晚分服。

三诊（9月7日）：患者服上方7剂后腹胀减轻，倦怠减轻，口黏减轻，大便不成形较前好转，仍心烦，胁肋气窜感，舌淡红，苔白厚较前明显变薄，脉弦，故上方加上木香10g。7剂，水煎服，每日1剂，早晚分服。

四诊（9月14日）：患者服药后腹胀闷较前明显减轻，偶有疼痛，无嗳气，痰减少，心烦减轻，乏力倦怠减轻，纳可，二便调。舌脉同上。患者症状均得到缓解，效不更方，继予7剂，水煎服，每日1剂，早晚分服。

五诊（9月21日）：患者已无腹胀腹痛，无反酸烧心，饮食可，自诉腹及腰部有下坠感，下肢肌肉酸痛困重感，二便调，舌淡红，苔薄白，脉弦。故上方基础上去掉枳壳、神曲、生山药、徐长卿，加上党参20g、砂仁10g（后下）、桂枝10g、豨莶草30g。7剂，水煎服，每日1剂，早晚分服。

按：《素问·五脏别论》云："夫胃、大肠、小肠、三焦、膀胱，此五者，天气之所生也，其气象天，故泻而不藏。此受五脏浊气，名曰传化之腑，此不能久留，输泻者也……所谓五脏者，藏精气而不泻也，故满而不能实；六腑者，传化物而不藏，故实而不能满。所以然者，水谷入口，则胃实而肠虚；食下，则肠实而胃虚。故曰实而不满，满而不实也。"如若功能失司，藏泻失调，则会出现异常症状。胃痞首见于《黄帝内经》，《伤寒论·辨太阳病脉证并治下》明确了痞的基本概念："但满而不痛者，此为痞"。《丹溪心法·痞》把痞满与胀满作了区分，认为二者相类似而痞满轻、胀满重，"胀满内胀而外亦有形，痞则内觉痞闷，而外无胀急之形"，相当于西医学中的慢性胃炎（包括浅表性胃炎和萎缩性胃炎）、功能性消化不良、胃下垂等疾病。古代医家所论痞满的病因病机有饮食不节、起居不时、寒气侵犯、表邪内陷、湿热所侵、情志不和、痰气搏结以及脾胃内伤等方面，所涉及的脏腑有肝、脾、胃等，并充分考虑到了患者的体质在发病中的影响。

根据患者症状、体征、舌脉辨证立法比较明确，为肝胃不和证，予以疏肝和胃治之。柴胡疏肝散出自《医学统旨》，为经典的理气剂，主要功效为疏肝理气、活血止痛。肝主疏泄，性喜条达，若情志不遂则致肝气郁结，经气不利，遵《黄帝内经》"木郁达之"之旨，本方中以柴胡疏肝解郁，陈皮、枳壳理气行滞，芍药、甘草养血柔肝，配合醋延胡索加强疏肝行气止痛之功。法半夏、厚朴、陈皮、浙贝母燥湿化痰降逆。瓦楞子、海螵蛸抑制胃酸；配消食健脾胃之焦神曲增强治疗效果。方中酒大黄，一方面泻下通便、祛湿邪，另一方面通调胃肠气机，下腑通则上安。徐长卿为老师经验用药，其治疗胃痛效果甚佳，其性味辛温，现代研究表明其有软化血管的作用，方中用之则患者症状明显缓解。后期服用后湿邪大减，故去一些消胀之品，加重温中健脾养胃药物，恢复脾胃功能。

胃癌（脾虚湿盛证）

患者刘某，女，56岁。初诊：2021年4月24日。

主诉：上腹胀闷疼痛1月。

现病史：患者近1个月反复出现上腹胀闷疼痛不适，大便稀溏，外院调理（具体诊疗方案不详）后未见明显缓解，为进一步治疗前来就诊。刻下症：上腹胀闷疼痛不适，饮食不香，纳少，气短，倦怠，小便调，大便稀溏，眠欠佳。

查体：舌淡红，苔白腻，脉细。

中医诊断：胃癌（脾虚湿盛）。

治法：健脾化湿。

方剂：六君子汤加减。

处方：肿节风15g，清半夏10g，陈皮10g，茯苓15g，炒白术15g，生黄芪20g，党参10g，炙甘草10g，乌药10g，醋延胡索10g，生薏苡仁30g，白豆蔻10g（后下），竹叶10g。7剂，水煎服，每日1剂，早晚分服。

二诊（5月10日）：患者服药后上腹胀闷疼痛较前明显减轻，舌苔较前明显变薄，近期肛门不适伴瘙痒疼痛，擦拭时可见鲜血，故上方去生薏苡仁、白豆蔻、竹叶，加炒槐花10g、生地榆15g，继服7剂。

三诊（5月17日）：患者服上方后肛门处症状消失，近期频发上牙龈肿，面色较前有光泽，舌淡红，苔白，舌边略嫩，上方加野菊花10g、防风10g，继服7剂。

四诊（5月24日）：患者平躺时腹部常有嘈杂感，面色较前明显有光泽，舌淡红苔白，上方去野菊花，加大腹皮10g，继服7剂。

五诊（5月31日）：患者自诉无腹胀，气短倦怠明显减轻，偶有白带，检查提示HPV（＋），血脂偏高，无口苦，故上方加苦参15g、黄柏10g、焦山楂30g，继服7剂。

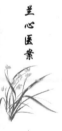

六诊（6月7日）：患者无不适症状，上方加苍耳子20g，继服6剂。

七诊（6月21日）：患者面色较前明显红润有光泽，无明显不适症状，上方去苍耳子，继续服用6剂。

按：患者平素脾胃虚弱，运化失司，湿邪内阻，胃受纳功能减弱，水谷精微不化，故出现饮食不香、纳少、大便稀溏，脾胃生化气血功能减弱，故气短倦怠，气虚则湿、瘀阻络，故不通则痛，出现上腹胀闷疼痛不适。舌淡红、苔白腻，脉细，综合舌脉，四诊合参，证属脾虚湿盛证，方予六君子汤合竹叶薏米散加减化裁。六君子汤在四君子汤的基础上加半夏、陈皮，健脾化湿的功能上增加理气作用，生黄芪益气扶正补中焦之气，醋延胡索入肝经，配合乌药温阳、疏肝、理气、止痛。竹叶薏米散以生薏苡仁、白豆蔻、竹叶增加温中化湿、祛湿走二便之功，故服用后患者症状明显减轻，湿邪大去，后因饮食、温中之力而肛门瘙痒不适，故加炒槐花、生地榆凉血活血，肛门症状改善明显。患者脾胃功能改善后，气血较前充沛，面色较前明显有光泽、红润。后出现的症状如牙龈肿痛，加野菊花、防风，祛风平肝清火；白带多加苦参、黄柏、苍耳子，清热燥湿，止带抗菌。

吐酸（肝胃不和证）

患者杜某，女，62岁。初诊：2021年6月28日

主诉：手足凉、反酸烧心1周。

现病史：患者近1周气短，憋气，乏力倦怠，汗出，以上半身为主，心情低落，语声低微，腹胀，反酸，嗳气，口微苦，眠欠佳，纳少，手足凉，二便调。

查体：舌暗，舌下络脉青紫，苔薄白，脉细沉，左关弦；精神不佳，情绪低落，语声低微。

既往史：胃溃疡病史；反流性食管炎病史。

中医诊断：吐酸（肝胃不和，脾虚湿盛证）。**西医诊断**：①反流性食管炎；②胃溃疡。

方剂：四逆散合二陈汤加减。

处方：法半夏10g，陈皮10g，炙甘草10g，柴胡10g，枳壳10g，白芍10g，浙贝母10g，瓦楞子10g，茯苓15g，醋延胡索10g，三棱10g，大血藤30g，莪术10g，三七粉3g，肿节风15g，炒神曲15g。7剂，水煎服，每日1剂，早晚分服

二诊（7月7日）：患者自诉服药后汗出减轻，腹胀、反酸、嗳气较前有所减轻，无腹痛，气短倦怠减轻，情绪低落减轻，饮食较前好转，自诉自感手足温暖，凉感消失，二便调，眠可。故上方去三棱、大血藤、莪术、三七粉，继服7剂，后随访患者无明显不适症状。

按：患者情志不佳，肝郁不舒，《黄帝内经》有云："肝主春，足厥阴少阳主治，其日甲乙，肝苦急，急食甘以缓之。""肝足厥阴之脉……挟胃，属肝，络胆，上贯膈，布胁肋，循喉咙之后……是主肝所生病者，胸满，呕逆，飧泄，狐疝，遗溺，闭癃。"肝为将军之官，其志怒则气急自伤，反为所苦，肝气犯胃，胃失和降，胃气上逆，故出现腹胀、反酸、憋气、嗳气症状。脾胃虚弱，运化失司，湿邪内蕴，故出现气短、倦怠乏力、纳少；郁久化热，湿热上蒸而汗出，以上半身为主。气虚无以推动血行致血瘀，可见舌暗，舌下络脉青紫。另外，《伤寒论》云："凡厥者，阴阳气不相顺接，便为厥。厥者，手足逆冷者是也。"此证属肝胃不和、脾虚湿盛，方予四逆散合二陈汤加减，柴胡、枳壳、白芍、炙甘草，调和少阳、疏肝柔肝理气，二陈汤健脾燥湿理气，加三棱、莪术、醋延胡索、三七粉、大血藤活血破瘀、通络止痛，焦神曲健脾开胃解郁，肿节风清热散结，尤其对消化系统疗效显著。患者服药后不适症状大减，四肢经络通畅，故去活血破瘀之品后继服7剂，症状痊愈。

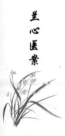

吐酸（肝胃不和，脾胃湿热证）

患者杜某，女，62岁。初诊：2021年6月28日。

主诉：反复反酸、烧心、嗳气两周。

现病史：患者近两周反复出现反酸、烧心、嗳气症状，上腹胀闷，气短，胸闷憋气，乏力倦怠，汗出以上半身为主，心情低落，语声低微，饮食不香，

眠欠佳，手足发凉，二便调。

查体：舌暗红，舌下络脉粗紫，苔薄白腻，脉细沉，左关弦。

既往史：胃溃疡病史；反流性食管炎病史。

中医诊断：吐酸（肝胃不和，脾胃湿热，胃络瘀阻证）。**西医诊断：**①反流性食管炎；②胃溃疡。

方剂：四逆散合红藤莪棱煎加减。

处方：清半夏10g，陈皮10g，炙甘草10g，柴胡10g，枳壳10g，白芍10g，浙贝母10g，瓦楞子10g，茯苓15g，醋延胡索10g，三棱10g，大血藤30g，莪术10g，三七粉3g（冲），肿节风15g，炒神曲15g。7剂，水煎服，每日1剂，早晚分服。

二诊（7月7日）：患者服用上方后症状明显减轻，心情好转，汗出减轻，偶有上腹疼痛，舌暗减轻，舌下络脉暗紫消失，以上方去三棱、大血藤、莪术、三七粉，继服7剂。

按：《明医杂著》有云："脾为消化之器，熏蒸腐熟五谷者也。若饮食自倍，肠胃乃伤，则不能运化其精微，故嗳气、吞酸、胀满、痞闷之症作矣。"而吐酸、吞酸，大略不同。吐酸者，湿中生热；吞酸者，虚热内蕴，皆属脾胃虚寒，中传末症，故《黄帝内经》以为火者，指其病形而言。东垣以为胃寒者，是指其病本而言。另外，吞酸有凝敛不通之象，属于阴，为寒郁作热；吐酸有上涌外泄之象，属于阳，为阳盛生热。若参之兼证，前者皆多薄白而腻，多伍以煅瓦楞，取其能通郁活血，以治其久结之热，使气血冲和而郁热自解，且瓦楞亦能祛痰，能顾其痰郁，虽不用寒凉之药，却能使热解而酸除。临床上浅表性胃炎常见此证，至于吐酸，可见于消化性溃疡等多种疾病中，舌多红绛，为热证无疑。但此胃热多由肝郁生热影响所致，治当佐金平木，予左金丸。何不直接平肝而以佐金平木，目的在于取法自然制约之功，其效甚佳。故患此病者，应先当辨其吞吐，而治以固本原为主。

此患者女性，时有情志不遂，饮食不调，故肝气郁结，肝木克脾土，脾胃失和，胃腐熟水谷，气机失常，胃失和降，故而上犯于口。郁结日久化热，脾虚湿困，湿热内蕴于脾胃，故辨为吐酸，主因有湿、有热，根为肝气不疏也，故予四逆散以疏肝解郁，清半夏、陈皮、茯苓燥湿化痰、健脾理气，枳壳苦寒以抵湿热，浙贝母、瓦楞子祛痰通郁，配红藤莪棱煎、三七粉以活血通瘀，使气血调和。醋延胡索行气止痛，炒神曲消食解郁化痰。肿节风祛风，味苦辛，性平，归心、肝经，在此具有祛风清热、活血通络的作用，现代研究表明，其含有异秦皮啶、东茛菪内酯等成分，还具有黄酮类、有机酸类、挥发油、酚类等成分，具有抗病原微生物、抗炎、镇痛和抗肿瘤等作用。患者服用后症状明显减轻，舌下脉络迂紫明显改善，故症愈即止，后期去活血破瘀之品，继服 7 剂以巩固疗效。

胃痛（肝胆脾胃湿热证）

患者王某，男，45 岁。初诊：2020 年 11 月 30 日。

主诉：胃脘部疼痛不适 1 周。

现病史：患者诉 1 周前因进食冷饮后出现胃脘部疼痛不适感，伴胃脘部嘈杂、灼热感、口苦、口臭，无反酸烧心，无腹胀腹痛，大腿根部潮湿，纳可，眠差，夜间梦多，小便调，大便黏。

查体：舌暗红，苔黄厚腻，脉弦滑。

中医诊断：胃痛（肝胆脾胃湿热证）。

治法：清利肝胆脾胃湿热。

方剂：平胃散合竹叶薏米散加减。

处方：柴胡 10g，黄芩 10g，金钱草 30g，苍术 10g，陈皮 10g，厚朴 10g，生甘草 10g，清半夏 10g，竹叶 10g，白豆蔻 10g（后下），生薏苡仁 30g，酒大黄 10g（单包），酸枣仁 20g，玫瑰花 10g，菝葜 30g。7 剂，水煎服，每日 1 剂，早晚分服。

注意事项：禁食辛辣刺激、生冷水果。

二诊（12 月 7 日）：患者诉服药后胃脘部疼痛不适感较前缓解，口苦、口臭较前缓解。舌淡暗，舌苔由黄厚腻转为薄白苔，脉弦滑。患者诉近日较前汗多，加浮小麦 30g 固表止汗，余药同前，继服 7 剂。

三诊（12 月 14 日）：患者诉胃脘痛较前缓解，口苦、口臭好转，大便成型，仍眠差，夜间梦多。舌淡暗，边有齿痕，舌苔薄白，脉弦滑。考虑患者症状缓解，且苔腻好转，说明患者肝胆脾胃湿热得清，目前仍有脾虚之象，遂以六君子汤加减健脾祛湿，巩固疗效，加酸枣仁、石菖蒲、远志安神助眠。

处方： 炒薏苡仁30g，竹叶10g，白豆蔻10g（后下），肿节风15g，清半夏10g，陈皮10g，茯苓15g，炒白术15g，生黄芪20g，党参10g，生甘草10g，酸枣仁20g，石菖蒲10g，远志10g，7剂，水煎服。

按： 胃痛又称胃脘痛，以上腹胃脘部近心窝处经常发生疼痛为主要症状。胃痛是临床上常见的一种病证，本病的记载始见于《黄帝内经》，历代医家治疗胃痛的方法很多，不外乎益气、温中、理气、和胃。到了金元时期，朱丹溪提出了胃痛的病因亦有"郁而生热，或素有热，虚热相搏，结郁于胃脘而痛"。胃痛亦有属热之说，至丹溪而畅明。胃痛发作，与肝脾关系最为密切，近年来人们生活节奏加快，压力增大，饮食多高热量，这些都使脾胃病发病率增加。从中医理论和临床实际来看，湿热胃痛占有极高的比例，换言之，湿热胃痛，是以湿热为核心病机，气滞、脾虚、食滞乃为继发或兼夹病机。

樊兰英主任认为，胃脘痛以前基本是以寒邪客胃、饮食停滞、肝气犯胃、肝胃郁热、瘀血停滞、胃阴亏虚、脾胃虚寒几个证型论治，而脾胃湿热引起的胃痛是近几年才在临床多见，此类胃痛多表现为胀痛或有灼热感，脘腹痞闷，呕恶厌食，口臭，肢体困重，大便溏，舌红苔黄腻。病机为湿热之邪蕴结脾胃，阻滞气机，受纳运化失职，升降失常，故胃胀痛有灼热感，脘腹痞闷，呕恶厌食；腐浊之气上逆则口臭；湿热阻滞经络，则肢体困重；湿热交阻下迫，则大便溏泄不爽；舌红苔黄主热，腻主湿，均为湿热内盛之征。故治疗方面以清利湿热为主，竹叶、生薏苡仁、白豆蔻为清脾胃湿热的经验方；柴胡、黄芩、金钱草为清肝胆湿热的经验方，再配以平胃散，使湿热之邪下行，舌苔厚腻得清。若有呕吐重者加半夏、竹茹；若有呃逆者加旋覆花、代赭石；若有纳呆者加鸡内金、焦三仙。

便秘（脾虚湿盛证）

患者董某，男，39岁。初诊：2020年11月16日。

主诉： 排便不畅1月。

现病史： 患者自诉近1个月反复排便不畅，无便意，1周1次，大便黏，量少，排便无力，心烦，睡眠不佳，入睡困难，小便调，纳可。

查体： 舌淡红，边齿痕，苔白腻厚，脉滑。

中医诊断： 便秘（脾虚湿盛证）。**西医诊断：** 便秘。

方剂： 四君子汤合竹叶薏米散加减。

治法： 健脾化湿，导滞通便。

处方： 炒薏苡仁30g，竹叶10g，白豆蔻10g（后下），清半夏10g，陈皮10g，茯神10g，炒白术15g，生黄芪20g，党参10g，炙甘草10g，苦杏仁10g(后下)，火麻仁30g，酒大黄6g，肿节风30g。7剂，水煎服，每日1剂，早晚分服。

二诊（11月25日）：患者自诉服药后气短减轻，排便有力，排便次数自1周1行，至目前为3日1行，大便较前量多，偏软，心情好转，睡眠好转，舌苔以舌根白腻为主，上方去酒大黄，清半夏改为法半夏，继服7剂。

三诊（12月3日）：患者自诉服上方后大便1~2日1行，量质均可，眠佳，气短倦怠减轻，故效不更方，继服7剂停药。

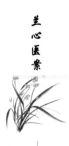

按： 早在《黄帝内经》中就认识到便秘与脾胃受寒、肠中有热有关，如《素问·厥论》中说："太阴之厥，则腹满䐜胀，后不利。"《素问·举痛论》中也说："热气留于小肠，肠中痛，瘅热焦渴，则坚干不得出，故痛而闭不通矣。"时至医圣张仲景对便秘有了更为全面的认识，提出了寒、热、虚、实不同的发病机制，设立了承气汤的苦寒泻下、大黄附子汤的温里泻下、麻子仁丸的养阴润下、厚朴三物汤的理气通下之法，为治疗便秘确立了基本原则。《医学心悟·大便不通》也将便秘分为实闭、虚闭、热闭、冷闭四种类型，并分别列出各类型的症状、治法及方药。樊兰英主任认为便秘与"气、热、湿、虚"密不可分，气滞则升降失司，传导受阻则便秘；气虚无以推动则便秘；

热盛便坚而难以下，夹湿则黏腻肠道，阻塞不通；湿为阴邪，湿邪内蕴，受寒凝滞则不通；阴虚津液不足，燥便难通；血虚失于濡养则便秘。

观此患者，正值壮年，因饮食不节，伤及脾胃，脾胃运化失司，湿邪内生，日久化热。脾气不足，气虚则无以推行，大肠传导无力，湿热黏腻难下，故便秘。所以治法以清热利湿为主，健脾护胃为辅，竹叶薏米散益气、温中、化湿、导热相互作用以通利三焦，调畅气机。方中暗含四君子汤，本在健脾化湿，加生黄芪增强益气之功，茯苓改茯神侧重安神之效。苦杏仁、陈皮、酒大黄共奏燥湿化痰、降气通便之功。热久伤及津液，予火麻仁润肠通便。肿节风更增其清热刮肠、通瘀泄浊之能。患者用之，大便较前明显通畅，后去通便之酒大黄，改法半夏以重燥湿，随后患者大便逐渐正常规律。

便秘（脾虚湿盛证）

患者吕某，女，64 岁。初诊：2021 年 4 月 26 日。

主诉：大便黏腻不畅两周。

现病史：患者近两周大便黏腻不畅，自服清热通便药物无改善，遂前来进一步治疗。刻下症：患者喜食冷饮，目前气短，倦怠，口干，咽部异物感，痰白，小便调，纳可，眠可，大便黏腻不畅，排不净感，日 2～3 行。

查体：舌淡红，边齿痕，苔白腻，脉滑。

中医诊断：便秘（脾虚湿盛证）。

治法：健脾化湿通便。

方剂：六君子汤合竹叶薏米散加减。

处方：炒薏苡仁 30g，竹叶 10g，白豆蔻 10g（后下），肿节风 15g，清半夏 10g，陈皮 10g，茯苓 15g，炒白术 15g，生黄芪 20g，党参 10g，炙甘草 10g，酒大黄 10g，火麻仁 30g。7 剂，每日 1 剂，水煎服，早晚分服。

二诊（6 月 7 日）：患者服药后大便较前明显通畅，其间服乳果糖仅 1 次，心烦，舌红，苔白腻，上方生黄芪增至 30g，加柴胡 10g、香附 10g，继服 14 剂。

后随访患者大便质量、排便频次均正常，无其他不适。

按： 上述病案排便质量、排便频次等出现异常，属于中医"便秘"的范畴。便秘有虚实之分，实证多以内热阻滞、气滞不通、寒积内盛为主，可夹杂湿邪，治则以清热、行气消导、散寒温里为主兼祛湿以通便、止痛，虚证多以气虚、血虚、阴虚、阳虚为主，治则为益气、养血、滋阴、温阳以扶正、振奋五脏六腑功能从而达到通便润肠等效果。本例患者本身脾胃虚弱，高龄脾胃功能减退，加之平素喜寒凉饮食，寒入脏腑，伤及脾胃之阳气，气血生化功能减退，出现气短倦怠，脾胃虚则健运失司，湿邪内蕴，阻滞于脾胃、肠道，气虚湿阻，久而易郁热致肠道传导失常、津液亏虚，故大便黏腻不畅、有排不尽感。舌淡红、边齿痕、苔白腻，脉滑，综合舌脉，四诊合参，证属脾虚湿盛。方以六君子汤合竹叶薏米散加减治疗，生黄芪、党参、茯苓、炒白术、炙甘草补益中气、健脾化湿。竹叶薏米散温中化湿、从二便导热利湿，因舌淡、边齿痕，薏苡仁改为炒用，健脾之力长于祛湿之功，性较生品平和，防寒凉伤脾胃。方中暗含二陈汤，一方面加大健脾燥湿作用，另一方面理气解郁，改善咽部异物感、减少痰结。酒大黄、火麻仁缓下润肠通滞，配合陈皮理气导下，并且加大祛湿力度，以通为法，邪去则身自安，通便质量、频次自会改善。患者服 7 剂后症状明显改善，大便通畅、每日 1 行，心情欠佳，肝郁易克脾土，方中加疏肝解郁理气之柴胡、香附继服 14 剂，后患者排便正常、无其他不适症状。

心脑病

眩晕（肝阳上亢，瘀血阻络证）

患者卢某，女，73 岁。初诊：2020 年 11 月 9 日。

主诉： 头晕反复发作近 1 年。

现病史： 患者于去年 12 月、今年 4 月两次发作眩晕，诊断为耳石症，已复位治疗（具体诊疗方案不详）。现患者又再次出现头晕，伴后颈部疼痛，无视物旋转，无恶心呕吐，无肢体活动不利及偏身麻木，纳可，眠差，二便调。

查体：舌质暗、尖红，舌苔薄黄，脉弦。

既往史：既往高血压病、高脂血症病史，否认个人及家族遗传病史。

辅助检查：头颅 MRI 示颈椎病。

中医诊断：眩晕（肝阳上亢，瘀血阻络证）。**西医诊断**：颈椎病。

治法：平肝潜阳，活血通络。

方剂：自拟平肝活血方。

处方：天麻 10g，钩藤 15g，三棱 10g，莪术 10g，威灵仙 20g，白芍 20g，大血藤 30g，远志 10g，桂枝 10g，豨莶草 30g，石决明 30g，伸筋草 30g，肿节风 15g，川芎 10g，葛根 30g，酒大黄 6g。7 剂，水煎服，每日 1 剂，早晚分服。

注意事项：①注意颈部保暖，避免受凉。②避免劳累，多注意休息。③保持情绪舒畅。

二诊（12 月 7 日）：患者诉 4 周前服药后后颈部僵硬疼痛明显缓解，头晕好转，遂自行停药，昨日受凉后再次出现后颈部僵硬感，纳眠可，小便调，大便干。舌质暗，尖红，舌苔薄黄，脉弦。考虑原方有效，本次患者诉大便干，遂在原方的基础上将酒大黄加量至 10g 通便，余方药同前，继服 7 剂。

三诊（12 月 14 日）：患者诉服药后头晕及后颈部僵硬感较前明显缓解，纳眠可，二便调，舌脉同前，辨证同前，予上方 7 剂继服以巩固疗效。

按：随着生活方式的改变，长期低头伏案工作人群增多，近年来颈椎病的患病率不断上升，根据受累组织和结构的不同，颈椎病可分为神经根型颈椎病、颈型颈椎病、脊髓型颈椎病、交感型颈椎病、椎动脉型颈椎病等几个类型，临床表现也多种多样。治疗方面，西医治疗以缓解症状及手术治疗为主，中医治疗颈椎病，较其他治疗方法有独特的优势，既能恢复神经功能，又能改善供血，舒筋活络。将患者的症状及舌脉表现综合起来进行辨证，依据证型论治，临床可取得良好的疗效。

具体到本例患者，既往多次发作头晕，已明确诊断为"颈椎病"，属于中医"眩晕"范畴。《黄帝内经》云："诸风掉眩，皆属于肝。"加之患者舌质暗，尖红，舌苔薄黄，脉弦，考虑辨证为肝阳上亢，瘀血阻络。肝阳上亢，则头晕目眩；肝阴不足，筋脉失养则出现右侧肢体麻木；瘀血阻络，清阳不升，则又加重以上诸症，故本例患者辨证为肝阳上亢，瘀血阻络，治以平肝潜阳，活血通络为法，并予相应的验方治疗。方中天麻、钩藤、石决明平肝潜阳，息风止痉；三棱、莪术、大血藤、川芎活血行气，通络止痛；白芍滋阴柔肝、缓急止痛；威灵仙、豨莶草、伸筋草祛风湿，除痹痛；桂枝、白芍、葛根取自桂枝加葛根汤，主治"太阳病，项背强几几，反汗出恶风者"；此外，远志宁心安神，肿节风祛风清热解毒，酒大黄清热利湿，导邪下行，诸药共用，共奏平肝潜阳、活血通络之功。

眩晕（肝阳上亢，湿瘀阻络证）

患者高某，女，62岁。初诊：2021年10月13日。

主诉：头晕1周，伴口疮、颜面浮肿3天。

现病史：患者1周前出现头晕，测血压偏高，于安贞医院住院检查，血生化示总胆红素、低密度脂蛋白胆固醇偏高；B超提示颈动脉斑块、腹主动脉斑块、中度脂肪肝。经治疗血压平稳出院。近3天偶有头晕，起口疮，颜面略浮肿，心烦急躁，项背紧张不适，手足关节疼痛，眠欠佳，饮食不香，二便调。

查体：颜面、眼睑略浮肿；舌红暗，苔白，脉弦；血压132/78mmHg。

辅助检查：10月2日安贞医院检查结果：血生化显示总胆红素、低密度脂蛋白胆固醇偏高；B超提示颈动脉斑块、腹主动脉斑块、中度脂肪肝。

中医诊断：眩晕（肝阳上亢，脉络瘀阻证）。**西医诊断：**①高血压；②血脂异常；③脂肪肝；④动脉斑块。

治法：平肝潜阳，湿热内蕴，活血通络。

方剂：天麻钩藤饮加减。

处方：天麻10g，钩藤15g，三棱10g，莪术10g，白芍20g，远志10g，桂枝10g，石决明30g，川芎10g，葛根30g，罗布麻叶30g，豨莶草30g，生甘草10g，生地黄15g，益母草30g，焦山楂30g。7剂，水煎服，每日1剂，早晚分服。

二诊（10月20日）：患者服用上方后口疮消失，颜面、眼睑浮肿消失，身体困重较前明显减轻，无头晕，睡眠好转，故效不更方，继服7剂后停药。

按：眩晕是由于情志、饮食内伤、体虚久病、失血劳倦，以及外伤、手术等病因，引起风、火、痰、瘀上扰清窍或精亏血少，清窍失养为基本病机，以头晕、眼花为主要临床表现的一类病证。眩即眼花，晕是头晕，两者常同时并见，故统称为"眩晕"，其轻者闭目可止，重者如坐车船，旋转不定，不能站立，或伴有恶心、呕吐、汗出、面色苍白等症状。本病病位在清窍，由气血亏虚、肾精不足致脑髓空虚，清窍失养，或肝阳上亢、痰火上逆、瘀血阻窍而扰动清窍发生眩晕，与肝、脾、肾三脏关系密切。眩晕的治疗原则主要是补虚而泻实，调整阴阳。虚证以肾精亏虚、气血衰少居多，精虚者填精生髓，滋补肝肾；气血虚者宜益气养血，调补脾肾。实证则以潜阳、泻火、化痰、逐瘀为主要治法。其中代表方剂天麻钩藤饮是清代名医张锡纯所创，其著有《医学衷中参西录》，是一代中西医汇通大师。方中天麻、钩藤、石决明平肝息风；黄芩、栀子清肝泻火；益母草活血利水；牛膝活血引血下行，配合杜仲、桑寄生补益肝肾；茯神、夜交藤养血安神定志。全方共奏平肝潜阳、滋补肝肾之功。

患者女性，绝经多年，冲任虚弱，肝肾不足，精血不足上供至脑髓，肝阴不足，肝阳偏亢，导致头晕。肝虚而郁，疏泄失司，伤及脾土，运化不足而湿邪内生，肝血不足，阳亢日久化热，炼而为瘀血，夹湿阻滞脉络，湿瘀互结而留于体内，故患者血脂偏高，血管内有斑块形成。脉络瘀阻，气行不畅，水湿内停，则颜面水肿。故樊兰英主任以天麻钩藤饮为基础，天麻、钩藤、石决明、罗布麻叶平肝息风，生地黄滋阴凉血除热，桂枝、白芍调和腠理、散表、和阴消肿，川芎、葛根、三棱、莪术则行气活血、化瘀通络，豨莶草祛风湿、舒筋活络，再配以大量焦山楂消食化痰、活血降脂。长期调理可稳固血压、降血脂、疏通血管。

眩晕（肝阳上亢，痰饮内阻证）

患者李某，女，72岁。初诊：2021年9月6日。

主诉：反复头晕半月余。

现病史：患者半月前因睡眠不佳，出现头晕、头胀，经常凌晨 2 点左右醒，醒后难以入眠，白天下肢无力，气短，胸闷不舒，无心慌，伴有反酸，偶有恶心，口苦，饮食不香，纳少，大便溏结不调，小便调。患者自诉近期血压 160/90mmHg 左右，未服用降压药物。

查体：舌淡红，苔白腻，脉弦。

既往史：睡眠呼吸暂停综合征，佩戴呼吸机辅助呼吸；反流性食管炎，目前服用雷贝拉唑肠溶片；高脂血症，服用他汀类降脂药物。

中医诊断：眩晕（肝阳上亢，痰饮内阻证）。**西医诊断：**①高血压；②睡眠呼吸暂停综合征；③反流性食管炎；④高脂血症。

治法：平肝潜阳，化痰定眩。

方剂：天麻钩藤饮合陈皮竹茹汤加减。

处方：陈皮 10g，茯苓 15g，清半夏 10g，炙甘草 10g，枳壳 10g，竹茹 10g，肿节风 30g，浙贝母 10g，瓦楞子 10g，天麻 10g，石决明 30g，罗布麻叶 20g，海螵蛸 10g，钩藤 15g，酸枣仁 20g，川芎 10g。7 剂，水煎服，每日 1 剂，早晚分服。

二诊（9 月 15 日）：患者服药后头晕有所减轻，仍头胀口苦，心烦紧张，咽部异物感，偶反酸，近期查空腹血糖略高，血压较前平稳，调整上方去钩藤，加龙胆草 10g，继续服用 7 剂。

三诊（9 月 22 日）：患者复诊自诉头晕头胀、口苦恶心明显减轻，微腹胀，大便不畅，睡眠较前明显好转，故上方去川芎，加酒大黄 6g，继予 7 剂。

四诊（9 月 29 日）：患者自诉服药后前症较前又有所减轻，仍偶有恶心，晨起口苦，心情较前愉悦，睡眠可，上方去酸枣仁，加姜厚朴 10g，继服 7 剂。

五诊（10 月 13 日）：患者已无明显头晕头胀，反酸减轻，无恶心，晨起口苦口黏明显减轻，舌淡红、苔白，脉弦，继续 7 剂可停药。

兰心医案

按：《黄帝内经》病机十九条："诸风掉眩，皆属于肝；诸寒收引，皆属于肾……诸呕吐酸，暴注下迫，皆属于热。"其中的"掉眩"指身体摇晃欲倒地，走路不稳；眩是眩晕、昏乱，病因为风，病位所在脏腑为肝。肝属木，木生风，肝为风脏，风气通于肝，肝病可以生风。另，肾为水脏，主水藏精，真阴所寄，木赖水涵，精化为血，血能养肝，若肾内阴虚则水不涵木，木燥生风，精虚血少，血不养肝则血虚生风，故乙癸同源，肾病及肝。另外，外感六淫、情志不遂、饮食不调、劳伤过度、外伤及用药不当均可导致眩晕的出现。

此患者年高，既往疾病较多，素体虚弱，乙癸衰竭，肝肾亏虚，故精血不足，无法荣养脏腑，肝阳偏亢，此为本。然仅此而已？纵观脏腑功能，肺主呼吸，朝百脉，患者素有睡眠呼吸受阻，肺气不足，又肾气虚纳气不足，上下气机虚弱不通，清阳不升，浊气不降。长期情志不遂，生气易怒伤肝，思虑重伤脾，知肝传脾，胃脾收纳、运化失司则湿邪内蕴，所谓脾为化痰之源，五行土生金，土虚金弱，肺气宣降失和，久而痰浊上阻。脾胃虚弱，肝气犯胃，胃失和降，则胃气上逆。肝郁偏亢，反侮于肺，气机郁闭于胸。樊兰英主任认为应掌握前人之经验为基础，但不可依赖，治病需求根本，辨其整体病机，知晓阴阳、气血、脏腑之联系，遣方用药才可得心应手。故此病例本在肝阳上亢，肝风内动，标则为痰浊内蕴，故用天麻、钩藤、罗布麻叶、石决明平肝潜阳、镇静安神；方中暗含陈皮竹茹汤、二陈汤方，陈皮、竹茹、枳壳和胃降逆，陈皮、茯苓、清半夏健脾燥湿化痰。浙川母、海螵蛸、瓜楼子抑酸平胃，佐酸枣仁、川芎安神补心、行气活血。二诊时考虑患者有肝胆湿热，加龙胆草以增清肝泻火之功，服药后症状较前又明显减轻，因大便不畅，加厚朴、酒大黄通腑通便、泻下浊气，胃肠则安，清阳自升。经调理后患者头晕、胸闷等不适症状明显缓解，疗效显著。

头痛（肝阳上亢，肝胃不和证）

患者肖某，女，58岁。初诊：2020年9月28日。

主诉：头痛1周。

现病史：患者1周前无明显诱因出现头痛，疼痛部位为前额至后颈部，呈持续性，影响睡眠，入睡困难，伴头晕、恶心、呕吐，呕吐物为胃内容物，小便黄，大便黏。近1周监测血压为140/90mmHg左右。

查体：舌红，苔黄厚腻，脉弦滑。

辅助检查：头颅CT平扫未见明显异常。脑血流图未见明显异常。

中医诊断：头痛（肝阳上亢，肝胃不和证）。

治法：平肝潜阳，疏肝和胃。

方剂：天麻钩藤饮加减。

处方：天麻10g，钩藤15g（后下），三棱10g，莪术10g，白芍20g，酸枣仁20g，夜交藤30g，大血藤30g，远志10g，石决明30g（先煎），川芎10g，竹叶10g，生薏苡仁30g，厚朴10g，肿节风30g，罗布麻叶10g。7剂，水煎服，每日1剂，早晚分服。

二诊（10月12日）：服上方后头痛愈，仍有头晕，自觉口干明显，偶有口苦，多汗，畏风，眠差，大便黏，2～3日一行。舌淡红，苔白腻，脉弦滑。辨证为肝阳上亢、肝胆湿热证，治以平肝潜阳，清热祛湿。

处方：天麻10g，钩藤15g（后下），白芍20g，酸枣仁20g，夜交藤30g，石决明30g（先煎），川芎10g，竹叶10g，生薏苡仁30g，厚朴10g，肿节风30g，罗布麻叶20g，黄芩10g，柴胡10g，金钱草30g，酒大黄10g（单包）。7剂，水煎服。

上方继服7剂后病情显著改善而停药。

按：本案头痛根据部位及经络所属辨证，治疗效果明显。本患者根据症、舌、脉，辨证为肝阳上亢、肝胃不和证，治疗以平肝潜阳、疏肝和胃为主，佐以三棱、莪术、大血藤活血化瘀止痛，此三药为治疗瘀阻症的常用角药，莪术味辛、苦，性温，归肝、脾经，入气分及血分，可破血散瘀，行气止痛。三棱味辛、苦，性平，归肝、脾经，效与莪术相近。大血藤味苦，性平，归大肠经、肝经，既可清热解毒，又善活血散瘀、消肿止痛，三药合用，可用于治疗偏于热性的瘀阻证候。

本患者在肝阳上亢诸症之外，还存在肝胃不和、肝胆湿热之症，初诊时以竹叶、薏苡仁、厚朴清热祛湿，下气除满。复诊时症见口干、口苦，为肝

兰心医案

胆湿热上蒸之象，故以柴胡、黄芩清解少阳，再加以清热利胆之金钱草，使肝胆之热清而症缓。

胸痹（心气不足，血瘀阻络证）

患者刘某，男，71岁。初诊：2020年10月19日。

主诉：活动后喘憋4月，加重1周。

现病史：患者自2020年6月行冠状动脉支架术后开始出现喘憋，活动后明显，近1周无明显诱因症状加重，动则气喘伴胸闷、憋气，阵发胸痛，气短，左上肢活动不利、疼痛（既往神经元坏死），双下肢凹陷性水肿，食欲一般，睡眠状况不佳，排便无力。

查体：舌暗淡，胖大，舌下络脉粗大，苔薄白，脉沉细。

既往史：房颤；慢性心力衰竭；慢性阻塞性肺疾病。

中医诊断：胸痹（心气不足，血瘀阻络证）。**西医诊断：**①心律失常 房颤；②慢性心力衰竭；③慢性阻塞性肺疾病。

治法：益气开闭。

方剂：葶苈大枣泻肺汤加减。

处方：党参20g，生黄芪20g，当归5g，枳实10g，桂枝10g，地龙10g，葶苈子20g，大枣10g，豨莶草30g，白芍15g，桃仁10g，红花10g，丹参30g，酸枣仁20g。7剂，水煎服，每日1剂，早晚分服。

二诊（10月26日）：服药后双下肢水肿减轻，胸痛、胸闷缓解，活动后气喘，左上肢疼痛。舌脉同前。疼痛症状缓解，治疗减少活血药物，以补肺豁痰、振奋心阳为主。

处方：太子参20g，生黄芪30g，炙麻黄5g，白果10g，黄芩10g，紫苏子15g，五味子10g，肉桂5g，当归10g，珍珠母30g（先煎），清半夏10g，麦冬10g，葶苈子20g，大枣10g，枳实10g。7剂，水煎服。

三诊（11月2日）：服药后初起喘憋减轻，昨日起加重，伴气短，双下肢浮肿。舌胖大，苔薄黄，脉沉细。

处方：太子参20g，生黄芪30g，炙麻黄5g，黄芩10g，紫苏子15g，五味子 10g，肉桂 5g，当归 15g，珍珠母 30g（先煎），清半夏 10g，麦冬 10g，葶苈子 20g，大枣 10g，益母草 30g，茯神 10g。7 剂，水煎服。

按：心衰总属本虚标实，其病位在心，但与肺、脾、肾脏息息相关。故心衰发病"不止于心，亦不离于心"。该患者既往有多种心肺基础疾病，迁延日久，耗伤气阴。初诊时除虚证外，还存在瘀血、痰饮等实证。故师云："初起治疗时以益气开闭为主，待症状减轻后，治以宣肺化饮、益气养阴、纳气调畅为主。"方中枳实加桂枝、黄芪对胸闷效果好，可振奋心阳。初诊时胸痛明显，以桃仁、红花、丹参活血化瘀，当归、白芍活血养血。再以葶苈大枣泻肺汤泻肺行水、下气平喘，使患者症状在 1 周后明显减轻。二诊治疗减少了活血药物，在前方基础上增加补肺纳气、化痰养阴药物，祛邪的同时益肺强心。方中加炙麻黄、紫苏子、肉桂以加强宣肺、纳气、化饮平喘、调畅气机之功，并以生脉饮益气养阴、滋养血脉。

樊兰英主任云：就诊于我科的此类患者，常虚实夹杂，本虚标实，故治疗时应综合考虑。此患者心阳不振、痰瘀内阻，治疗以强心益气、振奋心阳、化痰祛瘀清浊，治疗时一定要标本兼治方能取得良好效果。

胸痹（肝郁脾虚，气滞血瘀证）

患者詹某，女，75 岁。初诊：2020 年 6 月 13 日。

主诉：反复气短、胸闷 1 月余。

现病史：患者 1 月余前出现反复气短、胸闷不舒，先后于安贞医院、阜外医院检查治疗，以扩管、抗凝等对症治疗为主，但患者症状仍然时有发作，严重时甚至需要呼叫急救车转运就医。目前患者仍气短、胸闷，偶有憋气，心烦，上腹胀，睡眠差，难以入眠，偶有燥热，全身关节偶有疼痛，下肢肿胀感，饮食不香，小便调，大便不畅。

查体：舌淡红，体胖大，边齿痕，苔略黄腻，脉弦细。血压 135/68mmHg，心率 72 次 / 分。

既往史：冠状动脉硬化性心脏病，目前口服抗凝、扩管药物及活血化瘀类中成药。

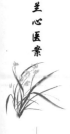

中医诊断：胸痹（气虚血瘀，心脉不通证）。**西医诊断**：冠状动脉硬化性心脏病。

治法：益气解郁，活血通脉。

方剂：百合汤合瓜蒌薤白半夏汤加减。

处方：当归 15g，百合 15g，知母 10g，柴胡 10g，黄芩 10g，清半夏 10g，茯神 10g，玫瑰花 10g，生黄芪 30g，炙龟甲 10g（先煎），桂枝 10g，白芍 15g，五味子 10g，瓜蒌 20g，薤白 10g，紫苏梗 10g。7 剂，水煎服，每日 1 剂，早晚分服。

二诊（7 月 27 日）：患者因家事而未能坚持服药治疗，上方服后气短、胸闷症状有所缓解，时有上肢麻木伴酸痛，调整上方加威灵仙 30g，继服 7 剂。

三诊（8 月 3 日）：服用上方 7 剂后患者自诉气短、胸闷症状减轻，关节上肢麻木有所减轻，腰酸明显，故上方加川续断 10g，继服 14 剂。

四诊（8 月 17 日）：患者服用 14 剂后胸闷基本缓解，无明显发作，心情较前有所好转，但仍燥热，身体肌肉酸痛不适，上方去清半夏、瓜蒌、薤白，加豨莶草 30g、青蒿 10g，继服 14 剂。

五诊（9 月 14 日）：患者自诉服用上方后无胸闷症状，气短有所减轻，睡眠有所好转，关节疼痛减轻，效不更方，继服 7 剂。

六诊（9 月 21 日）：患者前症已消失，目前以心烦、伤心欲哭为主，无气短汗出，眠欠佳，舌淡暗，舌尖微红，苔白，脉弦细，上方去青蒿、炙龟甲，加栀子 10g、豆豉 10g、降香 10g，继服 7 剂。

后随访，患者无明显胸闷症状，心情较前舒畅。

按：胸痹是指以胸部闷痛甚则胸痛彻背、喘息不得卧为主要表现的一种疾病，轻者感觉胸闷，呼吸欠畅，重者则有胸痛，严重者心痛彻背、背痛彻心。汉代张仲景《金匮要略》中曾提出其病名："夫脉当取太过不及，阳微阴弦，即胸痹而痛。"即"胸痹之病，轻者即今之胸满，重者即今之胸痛也"，归纳其病机为"阳微阴弦"，治疗上温通散寒方药有瓜蒌薤白白酒汤、瓜蒌薤白半夏汤等。病因主要是寒邪内侵、饮食失调、情志失节、劳倦内伤及年迈体虚，其病机主要为心脉痹阻，病位在于心，涉及肝、脾、肾、肺等脏。如寒主收引、遏制阳气；过食肥甘厚味，或嗜烟嗜酒致脾胃损伤运化失司，聚湿生痰，上犯心胸，阻遏心阳；肝郁气滞，忧思伤脾，气滞痰阻；劳伤气血不足，阳气虚衰鼓动无力，血行不畅；肾阴阳两虚，温煦、濡养衰弱而发生胸痹。根据其临床特点，主要与西医学所指的冠状动脉粥样硬化性心脏病关系密切。

此患者年迈体虚，天癸虚衰，体虚易受外邪侵袭。肾精不足，无以荣养五脏，上不能抑制心火而眠差心烦，久而损伤阳气不得温煦心脉。肝藏血，脾为后天生化之源，肝血不足，脾胃生化气血不足，不得营养心脉。情志不舒，忧思伤脾，肝气郁结，传变于脾，湿邪内生，久而化热，湿热内蕴，炼液成痰，气虚则血行不畅成瘀，痰瘀滞络则心脉瘀阻。肺主气，司呼吸，肾主纳气，肺肾气虚，上不承津液，下不通水湿，则气短、憋气、口干、下肢浮肿。综合舌脉，四诊合参，属气虚血瘀、心脉不通证，病位主要在心。樊兰英主任运用经方瓜蒌薤白半夏汤以行气解郁、通阳散结、祛痰宽胸。知母、百合、玫瑰花、茯神滋阴清心开郁。柴胡、黄芩、法半夏散邪热，疏肝清热利湿。桂枝、白芍起温通散寒解表、调和阴阳作用。生黄芪补气，加强益气活血之效，较前补益脾胃功效，配以紫苏梗调整气机、宽胸理气，补而不壅。白芍、当归、玫瑰花滋阴补血、活血缓急，滋而不滞。炙龟甲、五味子滋阴补肾以壮水抑火，以防温热之品耗血伤精。服药后患者胸闷、气短、憋气减轻，因血虚则虚热内蕴，故加青蒿凉血散热，热扰心神，热退血分，后去炙龟甲、青蒿，加栀子豉汤最后清热除烦，祛气分之余热，则气顺闷消。

心悸（气阴不足证）

患者乐某，男，84岁。初诊：2020年10月26日。

主诉： 反复发热、心慌、水肿1月余。

现病史： 患者9月22日因骨质疏松使用唑来膦酸后出现反复发热，常于午后体温升高，最高38℃，可自行降至正常，后逐渐出现双下肢中度凹陷性水肿，皮肤光亮，服用利尿药物后出现低钾血症，伴乏力、心悸。刻下症：双踝关节水肿，晨轻暮重，午后体温升高，手心热，纳可，盗汗，夜尿频，大便干。

查体：舌胖大，红绛，光剥无苔，舌下络脉粗大，脉弦细。

既往史：冠状动脉硬化性心脏病，心律失常，心功能不全，脑血管病，骨质疏松。

中医诊断：心悸（气阴两虚证）。

治法：益气养阴为主。

方剂：六味地黄汤合生脉饮加减。

处方：知母10g，熟地黄20g，山药10g，山茱萸10g，生黄芪20g，炙龟甲10g（先煎），炙甘草10g，陈皮10g，苦杏仁10g，生龙骨30g（先煎），麦冬10g，太子参20g，五味子10g，益母草30g，茯苓15g，菝葜30g。7剂，水煎服，每日1剂，早晚分服。

二诊（11月2日）：服药后水肿明显减轻，现踝关节以下轻度水肿，仍乏力，近1周无发热，盗汗愈。仍大便偏干。舌胖红，新生少量薄白苔，脉弦细。

处方：知母10g，熟地黄20g，山药10g，山茱萸10g，生黄芪30g，炙龟甲10g（先煎），炙甘草10g，生龙骨30g（先煎），麦冬10g，太子参20g，五味子10g，益母草30g，茯苓15g，菝葜30g，酒大黄10g（单包）。7剂，水煎服。

三诊（11月16日）：水肿已消，便秘较前缓解，仍觉乏力，口干，偶有盗汗。舌胖大，无苔，舌面干燥，脉弦细。

处方：知母10g，熟地黄20g，山药10g，山茱萸10g，生黄芪30g，炙龟甲10g（先煎），炙甘草10g，生龙骨30g（先煎），麦冬20g，太子参30g，五味子10g，益母草30g，茯苓15g，菝葜30g，炒神曲15g，火麻仁30g。7剂，水煎服。

四诊（11月23日）：盗汗反复，伴乏力、口干，大便较前明显好转。舌胖红，少苔少津，脉细。

处方：知母10g，熟地黄20g，山药10g，山茱萸10g，生黄芪30g，炙龟甲10g（先煎），炙甘草10g，生龙骨30g（先煎），麦冬20g，太子参30g，五味子 10g，益母草 30g，茯苓 15g，菝葜 30g，火麻仁 30g，浮小麦 30g。7
剂，水煎服。

五诊（11 月 30 日）：口干较前减轻，久坐后偶有足部浮肿，大便干缓
解。舌胖红，少苔，脉细。

处方：知母 10g，熟地黄 20g，山药 10g，山茱萸 10g，生黄芪 30g，炙
龟甲 10g（先煎），炙甘草 10g，生龙骨 30g（先煎），麦冬 20g，太子参 30g，
五味子 10g，益母草 30g，茯苓 15g，菝葜 30g，火麻仁 30g，玄参 15g。7 剂，
水煎服。服药后患者症状几愈，未再就诊。

按：患者老年男性，初诊时以水肿、反复发热为主诉，结合其乏力、盗
汗、手心热、大便干等症，以及舌红绛无苔，脉弦细，为典型的气阴两虚证，
而阴虚重于气虚。阴液不足则水不制火，"阴血既伤，阳气独盛，发热不止，
向晚更甚"，故见午后体温逐渐升高。治疗以地黄汤合生脉饮加黄芪、龟甲益
气养阴。患者受大便干困扰，故处方中以陈皮、苦杏仁理气通便。此二药为
王老治疗便秘的常用对药，其中陈皮归脾、肺经，善理气健脾，苦杏仁归肺、
大肠经，善止咳平喘、润肠通便，两药脾、肺、大肠共治，可用于各类便秘
方中，效果显著。而对于患者水肿，一为老年，脾肾功能减退，水液运化失
常所致；二为瘀血阻络，故以茯苓利水消肿，佐以益母草活血利水。仅 1 周
时间，患者症状大好，后根据其症状变化微调用药，逐渐舌苔新生，津液渐
复，疾病向愈。

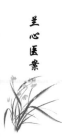

中风　中经络（气虚血瘀证）

患者赵某，男，69 岁。初诊：2020 年 8 月 31 日。

主诉：左面颊麻木半年。

现病史：患者半年前无明显诱因出现左面颊麻木不适，经多方面治疗后
症状不缓解（具体诊疗方案不详），近期伴头鸣、头晕，气短，眠欠佳，口
黏，少痰，项背酸困不适，大便不畅 2～3 日 1 行，小便调。

查体：舌红暗，舌下络脉迂紫，苔白，脉细。

既往史：高血压病；高脂血症。

中医诊断： 中风（气虚血瘀证）。**西医诊断：** 面肌痉挛。

治法： 益气活血，化瘀通络。

方剂： 补阳还五汤加减。

处方： 川芎 10g，生黄芪 20g，地龙 10g，当归 15g，赤芍 10g，桃仁 10g，红花 10g，豨莶草 30g，伸筋草 30g，陈皮 10g，苦杏仁 10g，火麻仁 30g。7 剂，水煎服，每日 1 剂，早晚分服。

二诊（9 月 7 日）：患者自诉服药后左面颊麻木较前有所减轻，头鸣、头晕减轻，大便较前通畅，气短减轻，故效不更方，继服 14 剂。

后随访，患者左面颊麻木感消失，无头鸣、头晕，大便较前通畅，2 日 1 行，继续服用此方中。

按：《黄帝内经》曰："风之伤人也，或为寒热，或为热中，或为寒中，或为疠风，或为偏枯，或为风也。"《金匮要略·中风历节病脉证并治》云："寸口脉浮而紧，紧则为寒，浮则为虚。寒虚相搏，邪在皮肤。浮者血虚，络脉空虚。贼邪不泻，或左或右，邪气反缓，正气即急。正气引邪，㖞僻不遂。邪在于络，肌肤不仁。邪在于经，即重不胜。邪入于腑，即不识人。邪入于脏，舌即难言，口吐涎。"《灵枢经》言足阳明之筋其病"颊筋有寒，则急引颊移口。有热则筋弛纵缓不胜收，故僻。"故风主动，善行数变，木旺生火，风火属阳，多为兼化，且阳明燥金，主于紧敛缩劲，风木为病，反见燥金之化，况风能化湿而为燥，故少用化痰之药亦可。樊兰英主任认为中风离不开"风、气、痰、瘀"四个方面，风不外乎内风、外风之分，气不外乎气滞、气虚之别，痰可夹寒、夹热，瘀则始终混杂其中。

此患者年高，素体虚弱，外受风邪，因未及时治疗，而阻络经脉，出现左面颊麻木不适。脾胃虚弱，湿邪内生，久而聚痰，风痰上扰，头晕头鸣。土虚金亏，阳明燥金，故痰湿内生。风湿流注腠理、肌肉则项背酸困不适。气血生化失调，脾虚水谷精微不得上承荣养，则虚而麻木不仁。气虚停滞，上下不通，湿邪内阻，肺气虚弱、大肠传导受阻，故大便不畅，予补阳还五汤治之。方中重用生黄芪补益元气，意在气旺则血行，瘀去络通，为君药。当归活血通络而不伤血，用为臣药。赤芍、川芎、桃仁、红花协同当归尾以活血祛瘀；地龙搜风通经活络，力专善走，周行全身，以行药力，亦为佐药。配以豨莶草、伸筋草加强祛风湿、舒筋活络之功。陈皮、苦杏仁、火麻仁理气、降气、通腑泄浊，肺气自通、胸膈间膻中之气调畅，脾胃内存之邪自去，益气之效乃生，水谷精微分布于三焦、上下中外，徐徐荣养则麻木自除。

面肌痉挛（气虚血瘀，风痰阻络证）

患者李某，男，67岁。初诊：2020年10月12日。

主诉：左侧面部肌肉跳动1周。

现病史：患者1周前无明显诱因出现左侧面部肌肉不自主跳动，安静状态下可观察到肌肉震颤，伴指间关节疼痛，晨起手指僵硬、握拳困难，无关节红肿，无头晕、头痛，纳眠可，小便黄，大便正常。

查体：舌暗红，苔薄白腻，舌下脉络迂曲，脉细滑。

中医诊断：中风 中经络（气虚血瘀，风痰阻络证）。

治法：益气养血，祛痰通络。

方剂：补阳还五汤加减。

处方：川芎10g，生黄芪20g，地龙10g，当归15g，赤芍10g，桃仁10g，红花10g，僵蚕10g，防风10g，白芥子10g，丝瓜络10g，威灵仙30g，豨莶草30g，菝葜30g，伸筋草30g。7剂，水煎服，每日1剂，早晚分服。

二诊（10月19日）：服药后患者面部肌肉跳动明显减轻，指间关节疼痛亦减，但仍觉手指僵硬，晨起明显。纳眠可，二便调。舌脉同前。

处方：川芎10g，生黄芪20g，地龙10g，当归15g，赤芍10g，桃仁10g，红花10g，僵蚕10g，防风10g，白芥子10g，丝瓜络10g，威灵仙30g，豨莶草30g，菝葜30g，伸筋草30g，羌活10g。7剂，水煎服。

三诊（10月26日）：服药后诸症减轻，面肌痉挛已不明显。效不更方，继予原方7剂。后电话随访患者告知已痊愈。

按：面肌痉挛多因正气不足、脉络空虚，而风痰之邪阻滞经络，致使面部少阳、阳明经脉痹阻，肌肉失于濡养，为虚、风、痰、瘀合而为病。补阳还五汤出自王清任《医林改错》，相传为其在为军机大臣卢荫溥治疗中风后遗

兰心医案

症时，修改太医的处方，加君药黄芪而得。他说："当归通经活络，赤芍和川芎利血活血，红花和桃仁活血祛瘀，地龙化瘀通络，的确是活血通络方剂。然患者属中风之后遗症，多因气虚、无力推动气血运行，气滞血瘀所致，故应重用黄芪，气行则血行。"樊兰英主任在治疗该患者时，以补阳还五汤为基础，佐以僵蚕、防风、白芥子祛风化痰，丝瓜络、威灵仙、豨莶草、菝葜、伸筋草祛风通络，既益气养血，鼓舞气血，又祛风、痰、瘀，使脉络通而肌肉荣，故痉挛止。另据现代研究表明补阳还五汤能扩张脑血管、增加脑血流量，改善脑部血液循环。

肝肾病

水肿（阴虚内热，水饮内停证）

患者宋某，男，75岁。初诊：2021年9月15日。

主诉：双眼睑及双下肢水肿1月余。

现病史：患者1个多月前无明显诱因出现双眼睑及双下肢水肿，下肢肿甚，曾于外院服中药汤剂、利尿剂等，均疗效不明显，为进一步诊治就诊于我科。刻下症见：双眼睑浮肿，双下肢凹陷性水肿，伴口干、口黏，乏力，两胁疼痛，小便微黄，大便调。

查体：舌红绛，少苔欠津，舌上可见白色涎沫，脉沉弦。

中医诊断：水肿（阴虚内热，水饮内停证）。

治法：滋阴清热，利水渗湿。

方剂：六味地黄汤加减。

处方：知母10g，北沙参10g，玉竹10g，熟地黄20g，山药10g，山茱萸10g，炒白术20g，黄芪20g，醋龟甲10g（先煎），炙甘草10g，陈皮10g，清半夏10g，茯苓15g，益母草30g，泽泻30g，肿节风15g。7剂，水煎服，每日1剂，早晚分服。

二诊（9月23日）：服药后水肿基本消失，乏力好转，胁痛缓解，口干、口黏。舌红少苔，津液已生，脉沉弦。

处方：知母10g，北沙参10g，玉竹10g，熟地黄20g，山药10g，山茱萸10g，炒白术20g，黄芪20g，醋龟甲10g（先煎），炙甘草10g，陈皮10g，清半夏10g，茯苓15g，益母草30g，泽泻30g，肿节风15g，片姜黄10g。7剂，水煎服。

按：阴虚水肿在临床上并不少见，或素体阴虚、水液运化失常，或过用利水之剂伤阴所致，《诸病源候论·水肿病诸候》云："皆由营卫否涩，三焦不调，府藏虚弱所生。"病位多在脾或肝肾，然治疗时，虽补阴为要，却也不可一味应用滋腻之品，避免阻碍气机而加重水液运行。此外，在滋阴的基础上加用药性平和的补气药，既可加强滋阴之效，又可增加利水之力。方药可选六味地黄汤、一贯煎、左归丸等。另外，此患者兼有湿邪内阻，配二陈汤健脾化湿，通调水道。

水肿（脾肾两虚，水湿内蕴证）

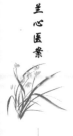

患者葛某，男，59岁。初诊：2020年12月28日。

主诉：双下肢水肿4月。

现病史：患者于4个月前出现膝及以下肿痛不适，于北京医院风湿科住院治疗22天，检查生化提示白蛋白偏低，下肢皮下水肿伴炎症，后经治疗有所减轻。近期患者双眼睑微肿，膝及以下仍水肿，自诉双足热胀感，心烦急躁，气短倦怠，身体困重，眠差，纳可，二便调。

查体：膝及以下水肿，皮色正常，皮温略低；舌淡红，苔白，脉细沉。

既往史：低蛋白血症。

中医诊断：水肿（脾肾两虚，水湿内蕴证）。**西医诊断**：低蛋白血症。

治法：健脾温肾，化湿利水消肿。

方剂：肾着汤加减。

处方：茯苓15g，生白术15g，干姜10g，生甘草10g，豨莶草30g，伸筋草30g，络石藤30g，桂枝10g，白芍20g，当归10g，羌活10g，益母草

30g，肿节风 15g，冬瓜皮 30g，生黄芪 20g，锦鸡儿 30g。继服 7 剂，水煎服，每日 1 剂，早晚分服。

二诊（2021 年 1 月 4 日）：患者服上方后下肢肿胀较前减轻，怕冷减轻，伴心慌，睾丸下坠感，仍睡眠不佳，舌脉同前，调整上方去羌活，加珍珠母 30g、酸枣仁 20g、淫羊藿 20g。7 剂，水煎服，每日 1 剂，早晚分服。

三诊（1 月 11 日）：患者服完上方后下肢水肿明显改善，心慌减轻，效不更方，继服 7 剂。

四诊（1 月 18 日）：患者下肢水肿基本消失，无明显心慌，已愈。

按：本病在《黄帝内经》中称为"水"，并根据不同症状分为风水、石水、涌水。《灵枢·水胀》对其症状做了详细的描述，如："水始起也，目窠上微肿，如新卧起之状，其颈脉动，时咳，阴股间寒，足胫肿，腹乃大，其水已成矣。以手按其腹，随手而起，如裹水之状，此其候也。"至其发病原因，《素问·水热穴论》指出："故其本在肾，其末在肺。"《素问·至真要大论》又指出："诸湿肿满，皆属于脾。"可见在《黄帝内经》时代，对水肿病已有了较明确的认识。《金匮要略》称本病为"水气"，按病因、病证分为风水、皮水、正水、石水、黄汗五类。又根据五脏证候分为心水、肺水、肝水、脾水、肾水。至元代《丹溪心法·水肿》才将水肿分为阴水和阳水两大类，指出"若遍身肿，烦渴，小便赤涩，大便闭，此属阳水""若遍身肿，不烦渴，大便溏，小便少，不涩赤，此属阴水"。明代《医学入门·杂病分类·水肿》提出疮痍可以引起水肿。清代《证治汇补·水肿》归纳总结了前贤关于水肿的治法，认为治水肿之大法，"宜调中健脾，脾气实，自能升降运行，则水湿自除，此治其本也"。同时又列举了水肿的分治六法：治分阴阳、治分汗渗、湿热宜清、寒湿宜温、阴虚宜补、邪实当攻。水肿的病因主要是因为外感风寒湿热之邪，水湿浸渍，疮毒浸淫，饮食劳倦，久病体虚等导致上述脏腑功能失调，三焦决渎失司，膀胱气化不利，体内水液潴留，泛滥肌肤引发水肿。其有单一致病者，亦有兼杂而致病者，从而使病情趋于复杂。本病的病位在肺、脾、肾三脏，与心有密切关系，另外，瘀血阻滞，三焦水道不利，往往使水肿顽固难愈。

患者膝以下水肿4月，生化检查白蛋白低，白蛋白可以视为水谷之精微，其异常减少的原因考虑为脾之运化生成减弱，清浊不分而漏之过多，所以此病机为脾阳虚衰，水溢莫制有所不同，乃由脾气虚弱，清阳不升，转输无力。肾为水火之脏，根据阴阳互根原理，善补阳者，必于阴中求阳，则阳得阴助而生化无穷，久病可伤阴。脾阳虚衰证与肾阳虚衰证往往同时出现，而表现为脾肾阳虚，水湿泛滥，因此健脾与温肾两法常同时并进，但需区别脾肾虚的轻重主次，施治当有所侧重。另外，水肿日久，瘀血阻滞，其治疗常配合活血化瘀之法，取血行水亦行之意，近代临床上常用益母草、泽兰、桃仁、红花等，实践证明可加强利尿效果。樊兰英主任用肾着汤加减进行治疗，方中干姜温阳散寒化气，白术、茯苓、生甘草健脾益气，加桂枝以增化气利水之力，加冬瓜皮加重利水之功。气虚甚者，加生黄芪以健脾益气。桂枝、白芍调和阴阳。羌活疏风解表，使在表之水从汗而疏解。茯苓合益母草化湿活血利尿，通利三焦。后根据症状，随症加减，疗效甚佳。

水肿（肝胆湿热证）

患者郭某，女，58岁。初诊：2020年8月19日。

主诉： 反复双侧眼睑、下肢水肿两年，加重1月余。

现病史： 患者两年前无明显诱因出现足踝肿胀，后逐渐上延。近1月下肢肿胀感加重，双眼睑浮肿，身体困重，口干，口苦口黏，时有腹胀，面部油腻感，心烦，无头晕，眠欠佳，易醒后难以入眠，饮食不香，小便黄量少，大便质黏不畅。

查体： 身高160cm，体重80kg，舌红，苔黄腻厚，脉滑。

既往史： 高脂血症，脂肪肝，颈动脉斑块。

中医诊断： 水肿（肝胆湿热证）。**西医诊断：** ①高脂血症；②脂肪肝；③颈动脉斑块。

治法： 清热利湿消肿。

方剂： 小柴胡汤合竹叶薏米散加减。

处方： 柴胡10g，黄芩10g，金钱草30g，苍术10g，陈皮10g，厚朴10g，生甘草10g，法半夏10g，竹叶10g，白豆蔻10g（后下），生薏苡仁 30g，酒大黄 10g，益母草 30g，茯苓 15g，肿节风 15g。7 剂，水煎服，200mL，每日 1 剂，早晚分服。

二诊（8 月 26 日）：患者服药后眼睑、下肢水肿明显减轻，仍口中黏腻，舌苔厚，故原上方加草果 10g。7 剂，水煎服，200mL，每日 1 剂，早晚分服。

三诊（9 月 2 日）：患者服药后肿胀感明显减轻，口黏减轻，口苦减轻，大便较前通畅略偏软，舌苔较前变薄，但饮食不香，仍心烦口干，眠欠佳，故上方基础上减去苍术、陈皮，酒大黄减量为 6g，加焦槟榔 15g、知母 10g。7 剂，水煎服，200mL，每日 1 剂，早晚分服。

四诊（9 月 9 日）：自诉症状较前均明显减轻，所谓效不更方，继服 7 剂，水煎服，200mL，每日 1 剂，早晚分服。

五诊（9 月 16 日）：患者服药后口干口苦口黏明显减轻，睡眠好转，眼睑及下肢肿胀感消失，自诉身体肌肉酸痛，故上方基础上去知母，加豨莶草 30g。7 剂，水煎服，200mL，每日 1 剂，早晚分服。

按：西医认为水肿主要指的是人体血管外的组织间隙有太多的体液积聚，其原因一般为肾炎、心力衰竭、营养不良、甲减、血液回流障碍形成瘀堵等。水肿分虚实，实证多以感受外邪外伤、情志不遂、饮食不调等致湿热、血瘀、痰饮内停为主，虚证则为久病、劳伤等以肺脾肾气虚为根本，正所谓治病必求于本，当辨证准确，治疗才有效果。患者多心情不畅，另正值天癸渐衰，肝肾脾司职功能减弱，肝郁脾虚致气机不畅、湿邪内阻，久郁而火热内蕴，与湿邪互交而湿热阻滞体内，肝失疏泄、脾失健运、肾弱司水、三焦阻滞不通，膀胱气化津液不利，大肠传导受阻，故水、湿、热留于皮肤、肌肉等部位，出现眼睑、下肢的水肿。古有海藏云："夫水气者，乃胃土不能制肾水，水逆而上行，传入于肺，故令人肿。"患者时有腹胀、饮食不香，小便量少，大便黏腻不畅，因肾开窍于二阴，肾气化则二阴通，二阴闭则胃膜胀，故肾者胃之关，关门不利，而水聚也。依据症、舌、脉表现，此患者肝胆、脾胃湿热为主，用《黄帝内经》去宛陈莝之法开鬼门、洁净府，治疗以清热利湿、通利二便为主，使得气机通畅，三焦水道通调，水液、湿热有其运化通道，故水肿自消。

樊兰英主任遣小柴胡汤合竹叶薏米散加减方治之，考虑患者邪在肝胆为主，经气不利，郁而化热所致，用小柴胡汤中得柴胡、黄芩、法半夏，取柴胡苦平入肝胆经，透解邪热，疏达经气；黄芩清泄邪热；法半夏和胃降逆。柴胡黄芩主清上、中焦邪热，配以金钱草清利下焦之湿热，苍术、陈皮、厚朴、白豆蔻性温热，起燥湿健脾、和胃降逆之功，柴胡升、厚朴降，一升一降，气机调畅。自拟竹叶薏米散起祛中焦、下焦湿热之效。竹叶清心利尿、酒大黄泻热通便，开二阴以胃关疏达，使联络肺、脾、肾功能得到缓解，各司其职。方中药对为益母草加茯苓，其组合健脾祛湿、活血化瘀消水肿效果显著，此为樊兰英主任多年用药经验。后续复诊则根据症状变化而适时加减进行调整，辨证基础不变，故临床疗效尤甚。

尿频（脾肾两虚证）

患者陈某，女，63岁。初诊：2021年4月12日。

主诉：反复尿频，伴尿急、尿痛5月。

现病史：患者于2020年底无明显诱因出现尿频、尿急、尿痛，于琼海人民医院检查，尿常规提示白细胞（++）、隐血（+++）、尿蛋白（++），pH 7；B超提示双肾结石、胆结石、肝囊肿。予对症治疗症状减轻，后于宁波服用中药汤剂1月，目前仍腰酸疼痛、尿频，遂进一步于我科就诊。刻下症：腰酸疼痛不适，白天尿频，无肢体怕冷，无颜面及下肢水肿，气短倦怠，眠安，大便调。

查体：舌淡红，苔白，脉细。

辅助检查：（2021年4月12日普仁医院）尿常规：pH 5，余未见异常。

既往史：双肾结石；胆结石；肝囊肿。

中医诊断：尿频（脾肾两虚证）。**西医诊断：**①肾结石；②胆结石；③肝囊肿。

治法：健脾温肾，益气缩尿。

方剂：参苓白术散合二至丸、缩泉丸加减。

处方：炒白术10g，茯苓15g，山药10g，生薏苡仁30g，炙甘草10g，生黄芪 20g，党参 10g，桑寄生 10g，川续断 10g，女贞子 10g，旱莲草 10g，白芍 20g，桂枝 10g，益智仁 10g，乌药 10g，菝葜 30g。7 剂，水煎服，每日 1 剂，早晚分服。

二诊（4 月 19 日）：患者服药后白天无明显尿频，气短倦怠减轻，身体困重减轻，近期偶有心慌，睡眠欠佳，易醒，上方去益智仁、乌药，加酸枣仁 20g、珍珠母 30g（先煎），继服 7 剂。

按：尿频，又称遗溺、小便不禁，有自遗者，以睡中有遗失也；不禁者，以气门不固，频数不能禁也；又有气脱于上，则下焦不约，而遗失不觉者。《素问·宣明五气》曰："膀胱不利为癃，不约为遗溺。"《灵枢·五癃津液别》曾云："天寒则腠理闭，气涩不行，水下流于膀胱，则为溺与气……阴阳不和，则使液溢而下流于阴，髓液皆减而下，下过度则虚，虚故腰背痛而胫酸。"《灵枢·经脉》谓："肝所生病者……遗溺，癃闭。"《素问·痹论》云："淫气遗溺，痹聚于肾。"而《素问·脉要精微论》曰："仓廪不藏者，是门户不要也。水泉不止者，是膀胱不藏也。得守者生，失守者死。"古代书论小便不禁者，有虚实之分、寒热之别。故凡治尿频者，古方多以固涩之剂以固其门户，此为标。而真正的塞流之道，盖小水虽利于肾，而肾上接于肺，肺气无权则肾水终不能摄，故治水必治气，治肾必治肺也。

女性因尿道短、直，多易受外邪入侵，而随年龄的增长，肝肾逐渐衰弱，易出现阴虚，甚而生内热，故老年女性易反复出现泌尿道感染的症状。此患者老年女性，天癸衰竭，肝肾阴虚，肝郁不疏久而化热，热灼气血津液，成湿形痰化瘀聚石，阻滞经脉、瘀堵代谢通道。气机阻滞，化生之源失司，故气虚不摄，水液下流于肾，膀胱失约，则小便不利。根据患者病史、症状、体征，其主要以气虚为主，病位在肾、脾，故治水先治气，予参苓白术散以益气增固摄之功，益智仁、乌药温中缩尿，桑寄生、川续断、女贞子、墨旱莲滋补肝肾生精，以精化气，补益肺脏，提升固摄之功。桂枝、白芍调和阴阳，腠理开阖有条，水湿行而有道，流下有度。患者服药 7 天，尿频症状则基本消失，故去一些温补固涩之品，加珍珠母、酸枣仁以安神养心随症调理。

五官病

口疮（热毒内蕴证）

患者姜某，男，74 岁。初诊：2021 年 4 月 19 日。

主诉： 舌痛起口疮 1 月。

现病史： 患者近 1 月反复舌痛，舌边起口疮，自服药物后不缓解，遂前来进一步治疗。刻下症：舌痛，起口疮，口干，心烦急躁，饮食不香，眠差，多梦，小便微黄，大便偏干。

查体： 舌质红，苔白，脉弦。

中医诊断： 口疮（热毒内蕴证）。**西医诊断：** 灼口综合征。

方剂： 银翘散加减。

处方： 金银花 20g，蒲公英 20g，连翘 15g，牛蒡子 10g，蝉蜕 10g，桔梗 10g，麦冬 10g，沙参 10g，生甘草 10g，生地黄 20g，竹叶 10g，牡丹皮 10g，百合 10g，菝葜 30g，肿节风 15g。7 剂，每日 1 剂，水煎服，早晚分服。

二诊（4 月 26 日）：患者服 7 剂药后舌边口疮已经愈合，无舌痛，心烦急躁较前明显减轻，无碍饮食，眠可，小便调，大便较前通畅，易气短气喘，效不更方，继服 7 剂调理，巩固效果。

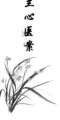

按： 灼口综合征属中医学"舌痛""舌疮""舌疔"等范畴。舌痛的原因是多方面的，可有多系统引起，如贫血、糖尿病、营养不良、维生素缺乏、肿瘤等。局部性因素如牙齿锐利边缘、微生物感染，以及药物等刺激因素。另外，神经精神因素也可引起。樊兰英主任辨证着眼于"热、湿、瘀、虚"四点，重视五脏功能、协调合作关系。如从经络论述，足厥阴肝经络于舌本，故情志不遂，气郁有余便是火，肝火循经可上炎；足太阴脾经之脉络连于舌本，散舌下，脾胃互为表里，饮食不节内生湿热则上攻；肺为五脏六腑之华盖，居于上焦，易受风热之邪外乘，风热相煽，化火炼液，舌络受阻则痛；足少阴肾经经脉系舌本，年高或劳欲伤肾，虚火上炎易灼伤舌本；舌为心之苗，心之经络连于舌，心火循经至舌则疼痛。另外从部位划分，舌根主肾、命门、大肠，舌中偏左主胃、偏右主脾，舌前中间属肺，舌尖主心、心包络，舌边左主肝、右主胆。不论从哪一方面辨证，都要抓住根本问题，清热为主，滋阴为辅，兼以利湿活血、扶正固本贯始终。

口疮（心肝火旺，热毒内蕴证）

患者许某，女，73岁。初诊：2020年9月2日。

主诉： 反复起口疮伴咽部异物感两月余。

现病史： 患者近两月反复起口疮，伴咽部异物感，口干、咽干、燥热，易心烦急躁，偶起皮疹伴瘙痒，纳可，小便黄，大便干，眠欠佳。

查体： 舌红，苔黄，脉弦。

中医诊断： 口疮（心肝火旺，热毒内蕴证）。

治法： 清热滋阴。

方剂： 普济消毒饮合竹叶石膏汤加减。

处方： 菝葜15g，蒲公英20g，板蓝根15g，连翘15g，牛蒡子10g，蝉蜕10g，桔梗10g，麦冬10g，沙参10g，生甘草10g，生地黄20g，竹叶10g，牡丹皮10g，百合10g，苦参15g，白鲜皮30g。7剂，水煎服，200mL，每日1剂，早晚分服。

二诊（9月9日）：患者服药后皮疹未新发，燥热心烦减轻，原口疮缩小、并无新发，口干减轻，小便黄减轻，大便较前有所通畅，舌红，苔白，脉弦，上方减去苦参、白鲜皮，继予7剂，水煎服，每日1剂，早晚分服。

三诊（9月16日）：患者服药后无口疮，口干咽干减轻，二便调，近期时有胸闷不舒、心烦、燥热之感，故上方加上清半夏10g、紫苏叶10g，7剂，水煎服，每日1剂，早晚分服。

四诊（9月23日）：患者复诊反应已无口疮、无皮疹，胸闷消失，燥热明显减轻，心情好转，效不更方，继服7剂可停药。

按：口腔溃疡也被称为"口疮"，是指出现在口腔内唇、上颚及舌颊等部位黏膜上，呈圆形或椭圆形的疼痛溃疡点。其致病原因尚不明确，多种因素可诱发，包括遗传因素、饮食因素、免疫因素等，且具有明显的个体差异。口疮反复发作，严重影响患者的日常生活和工作。中医学认为口疮其性多为火热，其主脏在心与脾胃，合血络。隋代巢元方《诸病源候论》中提出："手少阴，心之经也，心气通于舌；足太阴，脾之经也，脾气通于口；腑脏热盛，热乘心脾，气冲于口与舌，故令口舌生疮也。"《证治准绳》云："心属君火，是五脏六腑之火主，故诸经之热，皆应于心。"故口疮病因与火热密切相关，故临证要紧抓"火"字，另外，局部与整体辨证需合参，分虚实、辨脏腑。

此患者年高，情志不遂，肝郁不舒，久而化热，肝阴不足，母病及子，热传于心，舌为心之苗，火热循经上炎于口舌，故起口疮，下移小肠则小便黄。肝郁克脾土，脾虚气血生化失司，反胃则水谷受纳不化，水谷精微无法上承于肺，肺阴不足，肺阴不足则口干咽干；肺主表，主皮毛，阴亏肺热则皮肤受损、透而发疹。火热伤阴，阴液不足，肠道无以润滑，糟粕传导受阻而大便干。时间越久，气阴消耗越重，热蕴毒生，伤营入血，故以清热滋阴为法。取普济消毒饮中蒲公英、板蓝根、连翘、牛蒡子清肺胃热，上可散热、下可通便泻火。方中暗含竹叶石膏汤，其出自《伤寒论》，为白虎汤与麦门冬汤加减而成。樊兰英主任用其中竹叶，配合百合、生地黄、生甘草导热下行、清心利小便，北沙参、生甘草、麦冬益肺安胃，补虚牛津，搭配桔梗以宣肺上承津液于口。佐苦参、白鲜皮清热燥湿、凉血止痒。方中菝葜在这里起到解毒散瘀的作用，现代药理研究显示其有抗菌、抗炎、抗肿瘤的作用，临床上一些免疫疾病也常用此药。初诊后患者口疮缩小，皮疹消失无新发，故及时祛除清热凉血之品。治疗后期加清半夏、紫苏叶以宽胸理气化痰，并取紫苏叶入血凉血之功，余症消失，巩固疗效。

口糜（热毒内蕴，脾虚湿热证）

患者张某，女，54岁。初诊：2021年3月31日。

主诉：舌痛3天。

现病史： 患者近 3 天舌痛，影响刷牙及饮食，遂就诊于我院。刻下症：舌痛，舌干燥，心烦急躁，小便微黄，眠差，饮食不香，气短倦怠，大便不畅，质黏。

查体： 舌质红暗，舌边质嫩，舌苔黄腻，脉弦细。

既往史： 甲状腺功能减退，目前服用优甲乐半片，每日 1 次，口服。

月经胎产史： 绝经 1 年。

中医诊断： 口糜（热毒内蕴，脾虚湿热证）。

方剂： 普济消毒饮、增液汤合竹叶薏米散加减。

处方： 金银花 20g，蒲公英 20g，板蓝根 15g，桔梗 10g，麦冬 10g，沙参 10g，生甘草 10g，生地黄 20g，竹叶 10g，百合 10g，生薏苡仁 30g，白豆蔻 10g，酒大黄 6g，三七粉 3g，菝葜 30g。7 剂，每日 1 剂，水煎服，早晚分服。

二诊（4 月 7 日）：患者自诉服药后前两天大便日 2～3 次，随后正常，舌痛较前明显减轻，仍易心烦急躁，口干减轻，饮食较前好转，舌红暗、边尖已经不红，舌下脉络瘀紫，苔白，脉弦。上方加上莲子心 3g，继续服用 7 剂。

三诊（4 月 13 日）：服二诊方后，患者舌痛消失，心烦较前好转，睡眠可，饮食较前好转，大便通畅，效不更方，继服 7 剂。

按： 患者绝经 1 年，天癸亏虚，激素分泌失调，心烦急躁，心神不宁，久郁化火，上扰心神，致眠差；天癸虚损，真阴不足，心肝阴虚，虚火上炎，则舌痛，心与小肠相表里，热在心营，下移小肠，可出现小便黄。肝郁克脾土，脾虚健运失司，则湿邪内蕴，木火刑金，肺阴不足，热灼津液，则口舌干燥，大便黏腻，饮食不香。舌质红暗、边质嫩、苔黄腻、脉弦细等反映出热、湿、瘀、虚的特点，故治则以清热、利湿、滋阴、健脾为法，标本兼顾。方中金银花、蒲公英、板蓝根清肝肺之热、利口咽、抗炎，生地黄、淡竹叶、生甘草体现导赤散清心利尿之功，此为清热。北沙参、麦冬、百合，桔梗起滋阴润肺、津液上承的作用，此为补阴。生薏苡仁、白豆蔻、竹叶、酒大黄，健脾温中、清热利湿，此为祛湿；三七粉活血祛瘀，为通瘀。患者既往甲状腺功能减退病史，脾胃偏虚，方中白豆蔻温中健脾，制约本方大寒大凉之品，扶正重后天之本。患者服用 7 剂后症状明显大减，故上方加莲子心加强清心之功，继服二诊方后舌痛消失，各症状明显好转，疗效显著。

耳鸣（肝火上炎证）

患者白某，男，68 岁。初诊：2020 年 12 月 23 日。

主诉： 反复耳鸣 3 月余。

现病史： 患者近 3 个月前出现耳鸣，音调高，心烦急躁，3 个月来反复发作，经过多种治疗后仍不缓解，遂进一步于我科治疗。刻下症：耳鸣，口苦，口中有异味，口干，偶有腰酸，项背酸困，心烦急躁，血压偶有偏高，偶有头晕头鸣，小便黄，大便黏腻不畅，眠欠佳，入睡困难，纳可。

查体： 舌红，苔黄腻厚，舌下络脉迂紫，脉弦。

既往史： 高血压病病史，坚持服用降压药物，控制良好。

中医诊断： 耳鸣（肝火上炎证）。**西医诊断：** 神经性耳鸣。

治法： 清肝泻火。

方剂： 龙胆泻肝汤合沙参麦冬汤加减。

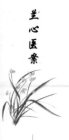

处方： 沙参 10g，麦冬 10g，白芍 10g，生甘草 10g，龙胆草 6g，栀子 10g，生磁石 30g（先煎），柴胡 6g，黄精 15g，蒲公英 20g，败酱草 30g，肿节风 15g，川芎 10g，钩藤 15g，酒大黄 6g。7 剂，水煎服，每日 1 剂，早晚分服。

二诊（12 月 31 日）：患者服药后口苦口臭较前有所缓解，心烦急躁有所减轻，口干有所减轻，睡眠较前有所好转，项背酸困减轻，大便偏干，偶嗳气，仍耳鸣，舌苔黄腻较前变薄，故上方去栀子，继续服用 14 剂。

三诊（2021 年 1 月 21 日）：患者自诉服药后口苦、口臭明显减轻，心情好转，头鸣、耳鸣有所减轻，音调较前有所降低，无头晕，大便较前通畅，舌脉同前，上方加水蛭 4g，继服 7 剂。

四诊（1 月 28 日）：患者服上方后耳鸣音调较前显著降低，耳鸣偶发，睡眠可，二便调，故效不更方，继服 7 剂。

按： 耳鸣有虚实之分，实证多以火热上炎、湿热上扰、痰瘀阻窍为主，虚证多以肝肾阴虚、脾胃虚弱、气血不足为主，与肝、脾、肾三脏关系密切。《黄帝内经》有云："心者，君主之官也，神明出焉……肝者，将军之官，谋虑出焉；胆者，中正之官，决断出焉……肾者，作强之官，伎巧出焉……"故脏腑论：心、脑不可分也，心神不安，扰动脑室；肝郁气滞，传脾化湿，久郁化热，炼液为痰，炼血为瘀，阻络耳窍；脾胃虚弱，气血不足，上不荣养窍穴；肝肾阴虚，肝阳偏亢；肾精不足，精血无以填脑髓，无以荣养耳窍。经络论：胃经上耳前；小肠经入耳中；膀胱经从颠至耳上角；三焦经系耳后直上、出耳上角，从耳后入耳中、出走耳前；胆经下耳后，从耳后入耳中，出走耳前。肾开窍于耳。樊兰英主任认为引起耳鸣的主要因素为"湿、热、瘀、虚"四个方面，其中湿、热、瘀为标，虚为本，标体现在肝胆、脾胃，虚则在肾，因个人体质、发病、病程等的不同，侧重点不同。

患者发病3个月，耳鸣音调较高，可见病程并不太长，根据耳鸣音调考虑以实邪为主，鉴于其性格急躁的特点，肝郁化火，心火上炎，肝木克脾土，健运失司，湿邪内生，湿热互结上蒸，清阳不升则耳窍不通；血脉淤堵、血行受阻上递则头晕耳鸣、血压偏高；湿热内阻于脾胃，腐熟功能不足，饮食不消，上接食道连于口，可见口中异味。三焦气机阻滞，传导不畅，大便不通。此外，患者处于天癸渐衰阶段，肾气不足，气不化精，精血不足则荣养窍穴不足，木火刑金，热炼肺阴，肺阴不足，清气无法升腾导致耳窍失养。樊兰英主任认为应以清湿热为主，辅以养阴填精，根据五行"虚则补其母"的原则，通过滋补肺阴以增肾精。主方为龙胆泻肝汤加减。龙胆草、栀子清上焦湿热，柴胡散邪热、升清阳，蒲公英、败酱草解毒清中焦脾胃湿热，熟大黄清热泻下焦湿热，三焦清则湿热不存。钩藤、生磁石平肝潜阳镇静。川芎入肝胆经，行气活血，为引经药。一味黄精补肾精，北沙参、白芍、麦冬、生甘草四味滋润肺之气阴，阴精足则荣养充，以抗木之有余。后加水蛭，破血逐瘀以通耳窍经络，气血足，经络通则耳鸣自消。

白涩症（阴虚湿热证）

患者刘某，男，36岁。初诊：2021年8月11日。

主诉： 目眵多、目涩、目红两周。

现病史： 患者平素工作不规律、睡眠较差，饮食不调，近两周出现睡眠差，难以入眠，目眵多，白睛淡红，目涩，心烦急躁，口苦，纳可，小便黄，大便不畅，2～3日1行。

查体： 舌红，苔薄少，脉弦细。

个人史： 喜食辛辣油腻之品；有吸烟史，偶有饮酒。

中医诊断： 白涩症（阴虚湿热证）。**西医诊断：** 视疲劳。

治法： 滋阴清热利湿。

方剂： 养阴清肺汤加减。

处方： 百合15g，北沙参15g，知母10g，炙枇杷叶12g，川牛膝10g，牡丹皮10g，栀子10g，茵陈20g，生麦芽30g，砂仁6g（后下），石菖蒲10g，柴胡6g，车前子10g，黄柏6g，茯神10g。7剂，水煎服，每日1剂，早晚分服。

二诊（8月18日）：服上方后，患者自诉睡眠较前有所缓解，但多梦，仍口苦，心烦，容易紧张焦虑，晨起目红，目眵多，近期视物模糊，时有气短心慌，舌红暗，苔白。遂调整上方：金银花20g，黄芩10g，龙胆草10g，知母10g，栀子10g，菊花10g，青葙子10g，密蒙花10g，枸杞子10g，百合20g，酸枣仁20g，珍珠母30g（先煎），玫瑰花10g，罗布麻叶20g。继服7剂。

三诊（8月23日）：服用上方后患者目涩明显减轻，左目轻度灼热感，头晕明显减轻，血压平稳，无心慌气短，心烦紧张较前明显减轻，睡眠较前明显改善，无口苦，微口干，仍喜冷饮，舌红，苔少，以上方去玫瑰花，加沙参10g、麦冬10g、川芎10g，继续服用7剂。

四诊（8月30日）：患者服药后左目灼热感消失，目涩明显缓解，未诉其他不适症状，可再服7剂停药，嘱其尽量减少电子类产品使用，注意卫生，不要进食辛辣之品。

按： 眼能够明视万物是赖五脏六腑精气的滋养。所以《灵枢·大惑论》说："五脏六腑之精气，皆上注于目而为之精。"中医眼与脏腑关系密切：心

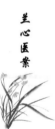

主血脉藏神，诸脉属目，目为心使；肝开窍于目，《审视瑶函·目为至宝论》阐述说："肝中升运于目，轻清之血，乃滋目经络之血也。""神膏者，目内包涵之膏液……此膏由胆中渗润精汁，升发于上，积而成者，方能涵养瞳神。此膏一衰，则瞳神有损。"由上可知，胆汁减则神膏衰，瞳神遂失养护。《灵枢·脉度》说："肝气通于目，肝和则目能辨五色矣。"这就强调了只有肝气冲和条达，眼才能够辨色视物。《灵枢·经脉》说足厥阴肝脉"连目系"。通观十二经脉，唯有肝脉是本经直接上连目系的。《兰室秘藏·眼耳鼻门》更表明："夫五脏六腑之精气，皆禀受于脾，上贯于目……脾虚则五脏之精气皆失所司，不能归明于目矣。"这就突出了眼赖脾之精气供养的关系。肺朝百脉，主一身之气，肺气调和，气血流畅，则脏腑功能正常，精阳之气充足皆能源源不断地输注入目，若肺气不足，以致目失所养，则昏暗不明。肺之宣降正常，则血脉通利，目得卫气和津液的温煦濡养，卫外有权，且浊物下降，不得上犯，目不易病。肾精充足，目视精明人体之精乃生命活动的基本物质，肾生脑髓，目系属脑，更有《灵枢·五癃津液别》说："五脏六腑之津液，尽上渗于目。"

五轮学说源于《黄帝内经》。如《灵枢·大惑论》说："五脏六腑之精气，皆上注于目而为之精。精之窠为眼，骨之精为瞳子，筋之精为黑眼，血之精为络，其窠气之精为白眼，肌肉之精为约束，裹撷筋骨血气之精而与脉并为系，上属于脑，后出于项中。"大体指出了眼的各个部分与脏腑的关系。后代医家在此论述的基础上发展出将眼局部划分为五轮，分属于五脏，借以说明眼的解剖与生理、病理，并用于指导临床辨证论治的理论。

眼部赤肿不显，而只觉眼内干涩不舒的慢性眼病，《审视瑶函》称之为白涩症。多因饮食不节、嗜烟酒、喜辛辣、用眼过度等导致。患者工作劳累熬夜，饮食不节，有吸烟、饮酒史，故阴血耗伤。脾胃虚弱，湿热内生。吸烟则肺阴不足。此患者证属阴虚湿热，涉及肺、脾、肾三脏。方中北沙参、百合、知母、枇杷叶滋阴、清肺热，恢复肺宣发肃降之功能，牡丹皮、栀子、茵陈清热利湿，降上炎之火，柴胡、石菖蒲、茯神散头面邪热、开窍醒神、安神明目。黄柏、川牛膝、车前子清热利湿，引热下行。方中砂仁温中化湿，调和其他寒凉之品。后发现效果并不明显，故在此辨证发现，患者肺肝积热郁久，须先清热利湿为主，开方予以滋阴之品导致郁邪不出，闭门留寇，故二诊及时调整方剂为龙胆泻肝汤加减，以先清热利湿为主，佐以安神养心之品。服药后效果明显，待湿热大去，再加滋阴之品，滋补肺阴则肾阴益增，肾阴足则滋水涵木，肝疏泄调畅，心肝阴足，则目病去，得荣养可明。

皮肤病

瘾疹（血虚风燥，兼有湿热证）

患者栾某，女，66 岁。初诊：2020 年 6 月 29 日。

主诉：全身皮肤瘙痒、皮疹 1 年余。

现病史：患者 1 年前无明显诱因出现全身瘙痒，搔抓后出现皮疹，呈红色丘疹，可连成片，双上肢尤为严重，遇冷及夜晚时加重，于外院诊断为荨麻疹，予抗过敏治疗（具体不详），患者诉效果不理想，仍时有复发，遂来中医门诊治疗。患者现纳眠可，小便调，大便干。

查体：四肢、躯干搔抓痕迹，无脱屑，无渗出及脓液，皮肤划痕试验阳性，舌淡，舌体胖大，舌苔黄腻，脉弦滑。

中医诊断：瘾疹（血虚风燥，兼有湿热证）。**西医诊断：**慢性荨麻疹。

治法：祛风养血，兼清湿热。

方剂：消风散加减。

处方：荆芥 10g，防风 10g，蝉蜕 10g，生地黄 20g，生薏苡仁 30g，炙甘草 10g，炒槐花 10g，苦参 15g，白鲜皮 30g，当归 15g，虎杖 20g，火麻仁 20g，菝葜 30g，肿节风 30g，皂角刺 15g。7 剂，水煎服。

注意事项：①禁食生冷、辛辣、升发之物。②注意保暖、防风。③加强身体锻炼，改善体质。

二诊（7 月 6 日）：患者诉瘙痒较前有所缓解，搔抓后仍有红色丘疹，纳

兰心医案

眠可，小便调，便秘较前有所缓解。舌脉同前，辨证同前，仍为血虚风燥，兼有湿热，在原方的基础上减虎杖，加蒲公英 30g，加强清热解毒、清利湿热的功效，继服 7 剂。

三诊（7 月 13 日）：患者诉瘙痒较前缓解，丘疹发作次数较前有所减少。纳眠可，小便调，便秘较前有所缓解，患者诉近期汗多，舌脉同前，辨证同前。考虑患者素体气血亏虚，卫表不固，此次在原方的基础上加浮小麦 30g 固表止汗，继服 7 剂。

四诊（7 月 20 日）：患者诉瘙痒较前缓解，丘疹发作次数较前减少。患者诉近期脾气急躁易怒，仍汗多，舌脉同前，效不更方，在原方的基础上减浮小麦、皂角刺，加龙胆草 10g 清肝泻火，加生龙骨 30g 平肝潜阳、固表止汗，继服 7 剂。

五诊至八诊：经过两个月左右的治疗，患者诉荨麻疹发作次数明显减少，瘙痒基本缓解，纳眠可，二便调。考虑患者慢性荨麻疹，为自身免疫性疾病，故加锦鸡儿 30g 调节免疫；患者目前病情基本缓解，但仍缠绵难愈，且感受风邪容易复发，故合用过敏煎，加乌梅 10g、银柴胡 10g、五味子 10g 收敛固涩，调节免疫。对患者随访 3 个月，其病情未再复发。

按：慢性荨麻疹为一种过敏反应性疾病，西医治疗以抗过敏、减少过敏反应为主，临床常用一、二代抗组胺药，中医学在治疗慢性荨麻疹方面有自己独特的优势，中医学认为此病为"瘾疹"，早在汉代《金匮要略》中即指出"邪气中经，则身痒而瘾疹""风气相搏，风强则为瘾疹，身体为痒"，对本病的病因、病名、症状都做了简略的叙述；隋代《诸病源候论》把瘾疹进一步分为赤疹、白疹，认为本病之病因是阳气外虚，外风入于腠理，与气血相搏的结果；宋代《三因极一病证方论》说"世医论瘾疹……内则察其脏腑虚实，外则分寒暑风湿，随证调之，无不愈"。提示在分析本病时，要注意观察"脏腑虚实"情况，特别是心、胃、大肠的变化和本病的关系。

具体到本例患者，其全身瘙痒，搔抓后出现皮疹，呈丘疹，可连成片，已于外院明确诊断为荨麻疹，本病总因禀赋不耐，人体对某些物质过敏所致。本例患者舌淡，舌体胖大，舌苔黄腻，脉弦滑，说明患者素体禀赋不足，气血亏虚，虚风内生；且患者饮食不节，平日喜食肥甘，致肠胃湿热，湿热郁于肌肤则发病；患者诉遇冷及夜晚时加重，说明在患者素体禀赋的基础上，风邪侵袭肌肤腠理而发病，风邪客于肌肤，外不得透达，内不得疏泄，故风团鲜红、瘙痒、灼热。综上所述，本例患者辨证为本虚标实，虚实夹杂，血虚风燥，兼有湿热，治以祛风养血，兼清湿热为法。方药以消风散加减。方中荆芥、防风、蝉蜕辛散透达，疏风散邪，使风去则痒止；"治风先治血，血行风自灭"，故以当归、生地黄养血活血；苦参、白鲜皮、地肤子清热燥湿止痒；生薏苡仁淡渗利湿；肿节风清热解毒；炙甘草调和诸药。急性期急则治其标，樊兰英主任喜用炒槐花、虎杖、皂角刺、白蒺藜等药祛风止痒，清热利湿；后期本病缠绵难愈，缓则治其本，樊兰英主任以菝葜、锦鸡儿调节免疫，防止复发，并合用过敏煎收敛固涩，调节免疫。诸药合用，共奏祛风养血、清热利湿之功。此外，临床中还会遇到部分慢性荨麻疹患者瘙痒严重，甚至影响睡眠，对于此类患者樊兰英主任多在原方中加用全蝎等虫类药搜风通络止痒，加磁石、龙骨、牡蛎等重镇安神，临床中往往能起到良好的效果。

蛇串疮（肝胆湿热，血瘀阻络证）

患者郭某，女，70岁。初诊：2020年9月21日。

主诉：肛周带状疱疹后疼痛1年余。

现病史：患者于1年多前，患肛周带状疱疹，经系统治疗疱疹已愈，但遗留疱疹后神经痛，曾外院多次行营养神经、红外线等治疗，效果欠佳。现排便后痛甚，影响睡眠，自觉口干，纳可，二便正常。

查体：舌体胖大，苔中根部黄腻少津，脉濡滑。

中医诊断：蛇串疮（肝胆湿热，血瘀阻络证）。**西医诊断：**带状疱疹。

治法：清肝祛湿，活血通络。

方剂：龙胆泻肝汤合自拟祛风养血通络汤加减

处方：肿节风30g，连翘15g，黄芩10g，柴胡10g，龙胆草10g，醋延胡索10g，生甘草10g，当归15g，蜈蚣2条，乳香3g，没药6g，菝葜30g，威灵仙30g，生黄芪20g，防风10g。7剂，水煎服。

二诊（9 月 28 日）：服药后疼痛明显减轻，但仍在排便后疼痛，近两日四肢及躯干皮肤瘙痒伴粟粒样皮疹，余无不适。舌脉同前。

处方：肿节风 30g，连翘 15g，黄芩 10g，柴胡 10g，龙胆草 10g，醋延胡索 10g，生甘草 10g，当归 15g，蜈蚣 2 条，乳香 3g，没药 6g，菝葜 30g，威灵仙 30g，生黄芪 20g，防风 10g，白鲜皮 30g。7 剂，水煎服。

服药后疼痛逐渐缓解，服用 14 剂后停药。

按：带状疱疹为病毒侵犯神经，常致患者疼痛难忍、痛苦异常。若治疗不当常常遗留后遗神经痛，重者几年不缓解。本患者病程 1 年余，在清利肝胆湿热的同时加入养血、活血药，尤以蜈蚣等虫类药增强搜剔经络之风、湿、痰、瘀的功效，止痛效果显著。另以生黄芪、防风、威灵仙营养神经，此三药为修复神经功能的角药组合（继承王老经验）。乳香、没药对神经系统的恢复也有较好的疗效。樊兰英主任通过总结门诊治疗带状疱疹后遗神经痛病例，归纳遣药组方，从而最终拟定了经验方：祛风养血通络方。

湿疮（湿热内蕴，血虚风燥证）

患者白某，男，85 岁。初诊：2020 年 10 月 19 日。

主诉：上肢皮疹伴瘙痒 1 月余。

现病史：患者 1 个多月前无明显诱因出现双侧肘关节内侧粟米样皮疹，部分有水疱，周围色红，瘙痒明显，夜间严重，另可见片状皮疹，搔抓后变大。晨起偶有口苦，口中黏腻感，纳眠尚可，大便偏黏。

查体：舌红，苔黄厚腻，脉滑数。

中医诊断：湿疮（湿热内蕴，血虚风燥证）。**西医诊断**：湿疹，荨麻疹。

治法：清热祛湿，养血祛风。

方剂：茵石米甘汤合消风散加减。

处方：茵陈 30g，生薏苡仁 30g，滑石粉 15g，生甘草 10g，白鲜皮 30g，荆芥 10g，防风 10g，蝉蜕 10g，生地黄 20g，皂角刺 10g，地肤子 10g，苦参 15g，菝葜 30g，当归 15g。7 剂，水煎服。嘱其忌酒、辛辣及海鲜。

二诊（10 月 26 日）：服药后皮疹已不明显，瘙痒明显减轻，皮色正常无泛红，口中不适消失，自诉小便色黄，大便略黏。舌红，苔黄腻，脉滑数。

处方：茵陈30g，生薏苡仁30g，滑石粉15g，生甘草10g，白鲜皮30g，荆芥10g，防风10g，蝉蜕10g，生地黄20g，皂角刺10g，地肤子10g，苦参15g，菝葜30g，当归15g，黄柏10g，酒大黄10g。7剂，水煎服。嘱其忌酒、辛辣及海鲜。

三诊（11月9日）：服药后皮疹部位仅留色素沉着，无瘙痒，荨麻疹未再起，偶有小便黄，大便略黏。舌红，苔薄黄腻，脉滑数。

处方：茵陈30g，生薏苡仁30g，滑石粉15g，生甘草10g，白鲜皮30g，荆芥10g，防风10g，蝉蜕10g，生地黄20g，皂角刺10g，地肤子10g，苦参15g，菝葜30g，当归15g，黄柏10g，酒大黄10g。7剂，水煎服。继服7剂以祛湿、巩固疗效，后诸症平息而停药。

按：患者湿疹和荨麻疹同发，内风和湿热同在，结合皮疹痒、红、口中黏腻感等症状及舌脉，治疗以清热利湿、养血祛风为主。消风散源自《外科正宗》，由当归、生地黄、防风、蝉蜕、知母、苦参、胡麻仁、荆芥、苍术、牛蒡子、石膏、甘草、木通组成，功可疏风养血、清热除湿。本患者在治疗中根据其辨证，使用消风散时进行了加减。方中荆芥、防风为君。荆芥味辛，性微温，归肺、肝经，善祛血中之风。防风，味辛、甘，性温，长于祛一切外风、内风，二药相伍，通过祛风而达到止痒的作用。苦参为臣，其性寒，善清热燥湿、止痒。佐以蝉蜕散风热，又可增荆、防祛风之力。现代药理研究显示蝉蜕有调节免疫、抗过敏的作用，广泛应用于内科、皮肤科、耳鼻喉科等的多种疾病。生地黄、当归滋阴养血润燥，且生地黄可清热凉血、除内热；当归兼可活血，"治风先治血，血行风自灭"。茵石米甘汤为王老的经验方，其中茵陈味苦、辛，性微寒，归脾、胃、肝、胆经，主清湿热、退黄疸，可用于黄疸、湿疮瘙痒；滑石味甘、淡，性寒，归膀胱、肺、胃经，主利尿通淋，清热解暑，祛湿敛疮，使湿热从小便而泄。薏苡仁味甘，气微寒，入脾、胃经，兼入肺，主健脾渗湿，除痹止泻，清热排脓。甘草清热解毒，又可调和诸药，用为佐使。诸药合用，于祛风之中伍以除湿、清热、养血之品，使风邪去、湿热除则瘙痒自止。二诊时患者症状明显减轻，但观其舌脉，仍

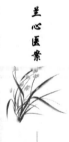

湿热较重，因湿热重着难去，故以黄柏、酒大黄利下而增强祛湿之力。

颜面疔疮（热毒内蕴，血瘀阻络证）

患者庞某，女，25岁。初诊：2021年9月5日。

主诉：反复面部起疔疮两周。

现病史：患者近两周面部起疔疮，色红，基底硬结，伴疼痛，有脓头，眠差，夜不安，小便黄，大便不畅，饮食可。

查体：面部起疔疮，色红，基底硬结，有脓头；舌红苔黄，脉弦。

中医诊断：疔疮（热毒内蕴，血瘀阻络证）。**西医诊断：**痤疮；毛囊炎。

治法：清热解毒，凉血活血。

方剂：自拟茵石米甘汤加减方。

处方：野菊花10g，虎杖20g，肿节风30g，急性子6g，茵陈20g，川楝子9g，生麦芽20g，酸枣仁30g，黄连10g，白芍15g，夏枯草30g，苦参15g，滑石15g，生薏苡仁30g，川芎10g，生甘草10g。7剂，每日1剂，水煎服，早晚分服。

二诊（9月12日）：患者服药后面部皮疹较前减轻，无明显硬结，有散在小白脓头，睡眠较前好转，二便调，纳可。舌脉同上。

处方：野菊花10g，虎杖20g，肿节风30g，急性子6g，茵陈20g，川楝子9g，生麦芽20g，酸枣仁30g，白芍15g，夏枯草30g，苦参15g，龙胆草6g，白鲜皮30g，白芷10g，川芎10g，生甘草10g。7剂。

三诊（9月19日）患者面部目前散在零星疔疮，硬结消失，睡眠较前明显改善，倦怠，身体困重感，小便微黄，大便调，纳可。舌质淡红，舌下瘀紫，苔白，脉弦。

调整上方：野菊花10g，虎杖20g，肿节风30g，急性子6g，川芎10g，白芍15g，夏枯草30g，龙胆草6g，乳香5g，没药5g，三棱10g，莪术10g，浙贝母10g，生山药15g，益母草30g，茯苓15g。14剂，每日1剂，水煎服，早晚分服。

按：患者正值壮年，工作劳累，压力大，生活不规律，故情志不舒，肝郁气滞，郁而化火，肝木旺反侮肺金，肺主皮毛，火热灼肺，肺热上蒸；暴饮暴食，脾胃失和，知肝传脾，饮食积滞，脾运化失司，胃火上炎，湿热内生，久而热毒内盛，故面部起疔疮，色红，基底硬结，有脓头，小便黄，大便不畅；湿热炼血成瘀，不通则痛，则皮疹疼痛。火热内生，扰动心神，故眠差夜不安。综合舌脉，四诊合参，病位在肝、肺、脾三脏，证属热毒内蕴，血瘀阻络证。急则治其标，缓则治其本，辨证分清主次、轻重点，如实邪未去而补益，则闭门留寇，本末倒置也。樊兰英主任根据通利三焦的原则，首剂以茵石米甘汤为基础，加清热、凉血、祛风药物，佐以安神之品。茵陈、生薏苡仁、滑石、生甘草，上清肺益表，中清肝化湿，下利尿祛湿热，野菊花、虎杖、急性子、夏枯草、苦参清热解毒，凉血消肿，川楝子、川芎疏肝行气活血，酸枣仁、白芍、生麦芽养心、滋阴血、健脾胃，黄连清热燥湿，配合酸枣仁清心除烦安神，配合滑石清心利尿。头面易受风邪，火热受风则势力加剧，故方中肿节风可祛风，又可清热解毒。患者服用 7 剂后，面部疔疮较前明显减少，硬结消失，仍有散在白脓头，眠可，二便调，可见热毒大去，但仍有些许残留，心、脾胃之火热已经不明显，故上方去黄连、滑石，加龙胆草、白鲜皮、白芷加强祛肝、肺的风热之毒，再服 7 剂。随后患者面部疔疮大去，症状较前明显改善，反之脾胃虚弱突显，气虚则血瘀，故上方加强益气健脾、活血化瘀之功，乳香、没药、三棱、莪术活血破血通瘀，山药、茯苓、浙贝母、益母草益气健脾，化湿散结，利水消肿，后经随访患者无不适症状，已愈。

白驳风（阴虚内热证）

患者闫某，女，62 岁。初诊：2020 年 9 月 21 日。

主诉：额头、躯干多发白斑 1 月余。

现病史：8 月初，患者无明显诱因出现额头白斑，周围头发颜色逐渐变白，范围逐渐扩大，后躯干散在出现多个白斑，遂就诊于外院皮肤科，诊断为白癜风，现白斑逐渐增多增大，为进一步诊治就诊于我科。自诉近期心烦，多汗，胸闷，睡眠欠佳，纳可，二便正常。

查体：舌暗，苔薄少而干，脉细。

中医诊断：白驳风（阴虚内热证）。

治法：补肝肾、调气血为主。

方剂：自拟滋阴清热方。

处方：菝葜30g，知母10g，沙参10g，玉竹10g，熟地黄20g，山茱萸10g，生黄芪20g，炙龟甲10g（先煎），炙甘草10g，酸枣仁20g，升麻6g，黄精10g，生龙骨30g（先煎），黑芝麻10g，川芎10g，玫瑰花10g。7剂，水煎服。

二诊（9月28日）：服药后心烦、胸闷减轻，汗出减少，白斑面积未再扩大，未增多。仍睡眠欠佳。舌淡红，苔薄白，脉细。

处方：菝葜30g，知母10g，沙参10g，玉竹10g，熟地黄20g，山茱萸10g，生黄芪20g，炙甘草10g，酸枣仁20g，升麻6g，黄精10g，生龙骨30g（先煎），黑芝麻10g，川芎10g，玫瑰花10g，钩藤15g（后下）。7剂，水煎服。后患者病情平稳而停药。

按：白癜风为免疫系统异常引起的以局部色素脱失为表现的疾病，属中医白驳风、白癜风范畴，多因七情内伤，气机不畅，又感受风邪，致气血失调而发为本病。治疗上应根据患者表现辨证论治，本案根据其症状及舌脉，表现为典型的阴虚内热，故治疗以补肝肾、滋阴清热为主，佐以川芎行气活血，川芎又作为引经药，使药效直达病所，钩藤清肝热、疏风，疗效显著。另，菝葜为百合科菝葜属植物，根茎入药，其性平，味甘、微苦、涩，归肝、肾经，功可利湿祛浊、祛风除痹、解毒散瘀，用于小便淋浊，带下量多，风湿痹痛，疗疮痈肿。现代药理研究显示其主要成分包含皂苷类、黄酮类、氨基酸类等化学成分，具有抗炎镇痛、调节免疫、抗肿瘤、活血化瘀等药理作用，临床应用广泛。

经脉筋骨病

行痹（气阴不足，肝郁气滞证）

患者刘某，女，77 岁。初诊：2021 年 4 月 12 日。

主诉： 周身疼痛两月。

现病史： 患者于两月前无明显诱因出现周身疼痛，涉及胸部、胃脘部、胁肋部、四肢关节等，疼痛性质为窜痛且位置时有更替，拍打后疼痛减轻，伴心悸、气短，自觉乏力、口干，食欲欠佳，烦躁易怒，入睡困难，二便大致正常。

查体： 舌质暗红，苔薄白，舌下络脉迂曲，脉弦滑。

中医诊断： 行痹（气阴两虚，肝郁气滞证）。

治法： 益气养阴，疏肝理气。

方剂： 生脉饮合小柴胡汤加减。

处方： 柴胡 10g，黄芩 10g，香附 10g，陈皮 10g，法半夏 10g，茯苓 15g，瓜蒌 20g，丹参 20g，太子参 20g，生甘草 6g，麦冬 10g，五味子 10g，珍珠母 30g（先煎），茯神 10g，玫瑰花 10g，醋延胡索 10g。7 剂，水煎服。

二诊（4 月 19 日）：服药后仍周身窜痛，但疼痛频次减少，近两日呃逆、胃脘部堵闷感，口干、心悸、气短、乏力愈，入睡困难，大便排出不畅。舌暗红，苔薄白，脉弦滑。患者症状发生变化，四诊合参，以肝胃不和为主。治以疏肝理气，和胃止痛。方选旋覆代赭汤合四逆散加减。

处方： 旋覆花 10g，煅赭石 15g，陈皮 10g，炙甘草 10g，醋延胡索 10g，柴胡 10g，枳壳 10g，白芍 10g，酒大黄 6g，厚朴 10g，片姜黄 10g，豨莶草 30g，茯神 10g，清半夏 10g，黄芩 10g。7 剂，水煎服。

三诊（4 月 26 日）：服药后偶有呃逆，胃脘部胀满，阵发胃痛，周身肌

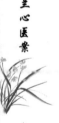

肉触痛，矢气多，舌红，苔薄白，脉弦细。

处方： 旋覆花 10g，煅赭石 15g，陈皮 10g，炙甘草 10g，醋延胡索 10g，柴胡 10g，枳壳 10g，白芍 10g，酒大黄 6g，厚朴 10g，片姜黄 10g，豨莶草 30g，茯神 10g，清半夏 10g，黄芩 10g，徐长卿 30g。7 剂，水煎服。

四诊（5 月 6 日）：患者身痛愈，胃脘部隐痛，受情绪影响明显，严重时连及两胁，伴反酸、烧心，偶有呃逆，进食后明显。纳少，睡眠欠佳，二便大致正常。舌红，苔薄白，脉弦细。

处方： 知母 10g，百合 15g，柴胡 10g，黄芩 10g，法半夏 10g，茯神 10g，玫瑰花 10g，生黄芪 30g，炒神曲 15g，郁金 10g，醋延胡索 10g，川楝子 9g，黄连 10g，生甘草 10g，旋覆花 10g，煅赭石 15g。7 剂，水煎服。

五诊（6 月 10 日）：上月患者服药后症状大减，近 1 周无明显诱因阵发心悸，伴入睡困难，反酸、呃逆复作，右胁及胃脘部隐痛，纳少，二便正常。舌红，苔薄白，脉弦细。

处方： 知母 10g，百合 15g，柴胡 10g，黄芩 10g，法半夏 10g，茯神 10g，生黄芪 30g，郁金 10g，醋延胡索 10g，川楝子 9g，黄连 10g，生甘草 10g，旋覆花 10g，煅赭石 15g，酸枣仁 20g，珍珠母 30g（先煎）。7 剂，水煎服。

六诊（6 月 17 日）：服药后症状减轻，心悸偶发，进食甜食或油腻食物后反酸、腹胀，睡眠较前好转，食量增加，大便偏干。舌红，苔薄白，脉弦细。

处方： 知母 10g，百合 15g，柴胡 10g，黄芩 10g，法半夏 10g，茯神 10g，生黄芪 30g，郁金 10g，醋延胡索 10g，黄连 10g，生甘草 10g，酸枣仁 20g，珍珠母 30g（先煎），紫苏子 10g，厚朴 10g，紫苏叶 10g。7 剂，水煎服。

按： 纵观患者疾病发展，初起时虚实夹杂，治疗时以生脉饮益气养阴，陈皮、法半夏、黄芩、茯苓、瓜蒌祛湿除痰，丹参、醋延胡索理气活血止痛，柴胡、香附、玫瑰花疏肝解郁理气，珍珠母、茯神平肝、清心、安神，攻补兼施。后患者以中焦症状为主要表现，了解到受情绪影响较大，故在疏肝理气的基础上以百合知母汤清心除烦、宁心安神，辨证加减，方可奏效。

痹证（肝脾湿热内蕴证）

患者董某，女，66岁。初诊：2021年2月23日。

主诉：四肢关节疼痛3月余。

现病史：患者近3月反复出现四肢关节疼痛，气短，乏力倦怠，心慌，目前口苦口黏，口中臭，心情低落欲哭，食后上腹胀伴反酸，时嗳气，眠欠佳，需用药助眠，二便调。

查体：舌红，苔黄腻，脉弦滑。

既往史：类风湿关节炎，目前服用氨甲蝶呤治疗。

中医诊断：痹证（肝脾湿热内蕴证）。**西医诊断：**类风湿关节炎。

治法：清热利湿通痹。

方剂：二陈汤合自拟利湿通络方加减。

处方：柴胡10g，黄芩10g，金钱草30g，陈皮10g，厚朴10g，生甘草10g，醋延胡索10g，清半夏10g，竹叶10g，白豆蔻10g（后下），生薏苡仁30g，酒大黄10g（后下），豨莶草30g，酸枣仁20g，珍珠母30g（先煎），肿节风15g。7剂，水煎服，每日1剂，早晚分服。

二诊（3月1日）：患者自诉服药后口苦口黏有所减轻，心慌明显消失，睡眠有所改善，仍四肢关节疼痛，舌红，苔白腻，脉弦，上方去珍珠母、酸枣仁，加威灵仙30g、玫瑰花10g，继服7剂。

三诊（3月8日）：患者服7剂后口苦口黏明显缓解，倦怠乏力加重，仍关节疼痛，心情低落，眠欠佳需用药助眠，舌苔较前变薄，上方去玫瑰花、金钱草，加生黄芪20g、蜈蚣2条、菝葜30g，继服7剂。

四诊（3月15日）：患者服上次7剂后关节疼痛较前有所减轻，口微干，心情有所好转，气短倦怠乏力减轻，舌脉同前，故效不更方，继服7剂。

五诊（3月22日）：患者自诉关节疼痛基本缓解，无口苦口黏，微口干，较前有食欲，食后腹胀嗳气减轻，舌暗苔薄白脉弦，上方去陈皮、厚朴，加姜黄10g、砂仁10g（后下），继服7剂。

兰心医案

按：痹者，闭也，风寒湿杂至，合而为痹，与痛风相似，但风则阳受之，痹则阴受之，虽《素问·痹论》有云："风气胜者为行痹，寒气胜者为痛痹，湿气胜者为著痹。"另外肢节走痛《黄帝内经》谓之贼风，或为白虎历节风，血虚身体不仁如风痹状，为血痹。故痹，需辨其病性特点，混杂则辨其轻重。

患者老年女性，平素心情郁结、忧思悲哭，气郁不舒，肝郁日久，忧思伤脾，脾胃虚弱，气滞湿生，久而化热内蕴，湿热互结，流注肌肉关节，瘀阻经脉不通，导致四肢关节疼痛。肝气犯胃，胃失和降，水谷腐熟之气上于口，则口苦口黏，口中异味，嗳气，吐酸。综合舌脉，四诊合参，证属湿热内蕴证，当清热利湿为法。方中柴胡、黄芩、金钱草、生薏苡仁、白豆蔻、竹叶清热利湿，通利三焦，清半夏、厚朴燥湿化痰，酒大黄泄热通便，此为清内热以祛内风，豨莶草、肿节风祛风湿、清热通痹，以除外风。湿热扰心神，心阴不足，则心慌眠差，故予以珍珠母、酸枣仁以镇静养心。后于复诊中加强祛风湿，益气破瘀，通经络之品，因气郁缓解、热邪大去，则减少降气、温燥化痰之物，而加重温化阴湿、止痛之药，而疼痛缓解。

雷诺综合征手指破溃案（湿热内蕴，瘀血阻络证）

患者刘某，女，64岁。初诊：2015年7月6日。

主诉：双侧手指发凉3年，加重1月。

现病史：患者3年前因受凉后开始出现手指发凉，指尖明显，后逐渐出现指尖皮肤颜色变紫暗，诊断为"雷诺综合征"，予口服胰激肽原酶、甲钴胺及改善血液循环的药物对症治疗，效果不显。1个月前右手拇指指腹破溃、流黄清液体，局部压之疼痛，右手食指指尖亦开始胀痛，皮色紫暗逐渐加重，双手接触凉水则手指凉症状加重，遂来就诊。现症：双手指凉，右手拇指指腹破溃、流黄清液体，局部压之疼痛，右手食指指尖胀痛伴皮色紫暗，口苦，无口干，恶热多汗，脾气急躁，纳眠可，二便调。

查体：舌体略胖，舌质红，苔黄，脉弦滑。查右手拇指指腹皮肤紫暗，局部破溃、流黄清液体，压之疼痛；右手食指、左手拇指指腹部分区域皮色亦变暗红。

中医诊断：痹证（湿热内蕴，脉络瘀阻证）。**西医诊断：**雷诺综合征。

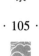

治法： 清热利湿，化瘀活络。

方剂： 自拟清热利湿通络方。

处方： 茵陈30g，土茯苓30g，生薏苡仁30g，生甘草10g，肿节风30g，三七粉3g（冲），金雀根60g，积雪草40g，蜈蚣4条，全蝎6g，僵蚕10g，乳香6g，没药10g。14剂，水煎服，每日1剂，早晚分服。

二诊（7月20日）：药后右手拇指紫暗面积缩小，破溃面缩小，仍右手拇、指食指疼痛，轻触即痛，自觉疼痛程度未见改善，口苦明显减轻，余尚可。舌苔薄黄略欠津，脉弦滑。证治同前，守7月6日方积雪草加量至60g，加豨莶草30g、伸筋草30g，继服14剂。

三诊（8月3日）：服药后右拇指、食指之间疼痛减轻，仍觉指尖发凉，但之前发作性指尖发凉减少，右大拇指指腹颜色紫红略暗，局部破溃渗出基本消失，晨起仍觉局部发胀，小便黄，大便次数略增加，但便质成形。舌红，苔薄黄，脉弦滑，证治同前。

四诊（8月17日）：服药后右拇指皮损面积缩小，疼痛减轻，略压痛，右食指已无紫暗，手指发凉缓解，手指发胀缓解，余正常。舌淡红，苔薄黄，脉弦滑欠从容。证治同前，守方加乌蛇10g，继服14剂。1月后电话随访告知停药后皮损基本恢复，已无疼痛，手指发凉、发胀缓解，皮色无发白、发紫等变化。

按： 此案为寒凝血瘀郁久化热，湿热蕴结所致，故突出清热利湿、化瘀活络的重要性。其有别于古方通过祛寒、温阳、通脉等方法治疗，用虫草药通经络力强，恢复快。二诊积雪草加量，加豨莶草、伸筋草加强清热利湿、消肿止痛之效。三诊减甘草，使药性更加峻利，加桑枝使药力直达病所，四诊加乌蛇增强走窜之功，加快疾病恢复。治疗两月，疗效颇佳。

着痹（风寒湿痹，脾肾阳虚，血瘀阻络证）

患者葛某，男，71岁。初诊：2021年10月13日。

主诉： 腰及下肢困重疼痛半月，加重5天。

现病史： 患者半年前行走劳累后反复出现下肢胀痛不适，近5天症状加

兰心医案

重，并伴腰酸疼痛，下肢困重，恶风怕冷，气短倦怠，汗出，心慌，眠差，难以入睡，需要服用药物助眠，纳可，小便调，大便黏不畅。

查体：双侧小腿静脉曲张；舌红暗，舌下络脉迂紫，苔白厚，脉弦滑。

既往史：双下肢静脉曲张；高血压病，坚持服用降压药物，血压平稳。

中医诊断：风寒湿痹（脾肾阳虚，血瘀阻络证）。**西医诊断**：①静脉曲张；②腰痛；③高血压。

治法：祛风寒，健脾温肾，化湿通络。

方剂：肾着汤加减。

处方：茯苓15g，白术15g，干姜10g，生甘草10g，豨莶草30g，伸筋草30g，络石藤30g，桂枝10g，白芍20g，当归10g，羌活10g，淫羊藿12g，水蛭5g，鸡血藤30g，益母草30g。7剂，水煎服，日14剂，早晚分服。

二诊（11月3日）：患者服药后下肢困重、肌肉酸困减轻，下肢凉，偶有麻木感，上方去络石藤，加威灵仙30g，继服14剂。

三诊（11月17日）：患者自诉服用上方后身体肌肉酸困明显减轻，无抽筋，仍时有关节疼痛，行走长时间后下肢困重感明显改善，无气短倦怠，舌暗减轻，舌下络脉迂紫改善，上方去水蛭，加延胡索10g、姜黄10g，继服7剂。

按：着痹以湿邪为胜。湿为阴邪，流注经脉、肌肉、四肢闭而不通，不通则发生疼痛。若夹热，则变为白虎历节病，关节肌肉红肿热痛；夹寒，则肢体困重、怕冷、疼痛。其中肾着汤为代表方剂，又名干姜苓术汤，此方出自《金匮要略·五脏风寒积聚病脉证并治》，其云："肾着之病，其人身体重，腰中冷，如坐水中，形如水状，反不渴，小便自利，饮食如故，病属下焦，身劳汗出，衣里冷湿，久久得之，腰以下冷痛，腹重如带五千钱，甘草干姜茯苓白术汤主之。"此方为益土制水之法，故还可以用于太阴虚寒兼有饮之证，临床常见小便急、频、痛等，或者腰部怕冷，胃脘怕冷等症状；大便情况可见先干后溏或者偏溏等。

此年高男性患者，先天、后天之本衰弱，真阳不足，温煦失养，湿邪内生，瘀阻经络、肌肉、关节则下肢困重、恶风怕冷、腰酸疼痛。肾阳不足，肾水偏胜，水气上逆，心火无以相济，则心慌、眠差；寒水内蕴，寒湿互结，阳气上无以升发，下无以推行，外无以固表，内无以行血脉，故气短、倦怠、汗出、大便不畅等。五行中脾土可以制肾水，故选用肾着汤以治之。甘草甘平和中而补土，干姜辛热以燥湿，白术、茯苓健脾化湿。桂枝、白芍调和阴阳，开合腠理。白芍、当归滋阴养血。络石藤、豨莶草、伸筋草、鸡血藤、羌活祛风湿、舒筋通络、搜风走窜。淫羊藿补益真阳、配合肾着汤温化寒湿。水蛭破瘀活血、疏通经络。待寒湿大减，顽瘀渐去，可除破血之品，加强祛风、活血、止痛之功，修复凝滞之经脉。

痛风（风湿热郁证）

患者郭某，男，50岁。初诊：2020年9月16日。

主诉：血尿酸升高1年余，足大趾肿痛5天。

现病史：患者于2019年体检时提示血尿酸＞570μmol/L，2020年4月检查生化示血尿酸594μmol/L，均未用药物治疗。5天前开始出现足大趾肿痛，后双侧反复交替发作，行动不便，影响工作与生活，遂前来我院寻求中医治疗。刻下症：右侧足大趾关节局部红肿，皮温略高，行动受限，心烦急躁，疼痛难忍，口微苦，眠差，难以入眠，饮食不香，二便调，开始服用抗炎镇痛药物。

查体：右侧足部第一趾跖关节、大趾红肿，皮温略高，行动受限，舌红苔黄腻脉弦滑。

辅助检查：外院查尿酸599μmol/L。

中医诊断：骨痹（风湿热郁证）。**西医诊断**：①高尿酸血症；②痛风。

治法：祛风清热利湿，活血通络止痛。

方剂：自拟消肿舒筋止痛方加减

处方：豨莶草30g，伸筋草30g，络石藤30g，桂枝10g，川乌6g（先煎），茯苓20g，炒白术10g，炙甘草6g，秦皮10g，羌活10g，蜈蚣2条，菝葜30g。7剂，每日1剂，水煎服，每次200mL，早晚分服。

二诊（9月24日）：患者服上方7剂后复诊，药后自觉右侧足大趾关节

兰心医案

局部红肿疼痛明显减轻，行动较前有所改善，大便日 1～2 行，质黏滞不爽，口中黏腻，饮食不香，睡眠有所改善，小便调。舌脉同前。抗炎疼痛西药停用。予上方加草果 10g、炒神曲 15g，共 7 剂，每日 1 剂，水煎温服，每次 200mL，早晚分服。嘱其戒酒，饮食清淡，忌油腻，禁食豆制品、海鲜、火锅、十字花科植物等高嘌呤食物，多饮温水，避风寒，规律起居，畅情志。

三诊（9 月 29 日）：患者服药后症状明显减轻，口黏减轻，大便黏腻减轻，未诉其他不适，舌脉同上，但舌苔黄腻有所减轻。效不更方，继续服用上方，共 7 剂，每日 1 剂，水煎温服，每次 200mL，早晚分服。

四诊、五诊、六诊（10 月 10 日至 10 月 21 日）：患者继续服用上方药物，共 21 剂，每日 1 剂，水煎温服，每次 200mL，早晚分服。期间随访，患者自诉已无右侧足大趾关节红肿，疼痛较前明显减轻，偶有出现筋脉拘挛，舌苔黄腻变薄、变浅，主要以舌中、根部为主，余舌脉同上。另外于我院 10 月 19 日复查生化：尿素 3.4mmol/L、肌酐 77μmol/L、尿酸 366μmol/L、总钙 2.40mmol/L、无机磷 1.04mmol/L。

七诊（10 月 28 日）：患者服药后右侧足大趾关节疼痛消失，拘挛现象减少，口黏减轻，仍大便不畅，舌苔略黄腻，以舌根部为主，在上方基础加上酒大黄 10g，共 7 剂，每日 1 剂，水煎温服，每次 200mL，早晚分服。

八诊（11 月 5 日）：患者自诉目前右侧足大趾关节无疼痛、无拘挛，行动无碍，近期偶有上腹胀满不适，舌脉同上，故在上方加焦槟榔 15g，共 7 剂，每日 1 剂，水煎温服，每次 200mL，早晚分服。

按：痛风属西医学中代谢性疾病范畴，中青年人多见，主要因为饮食油腻、饮酒、起居不规律、运动量少等不良生活习惯所导致，当机体内尿酸过高、嘌呤附着于关节局部，一旦诱发出现局部肿痛症状缓解比较缓慢，西医治疗方案是急性发作以抗炎止痛为主，缓解期则以代谢嘌呤为主，但情况易反复。而中医则从人体内部、从根本上进行五脏功能调整。痛风属中医"痹证"范畴，《黄帝内经》中列有专篇论述，如《素问·痹论》曾指出："风、寒、湿三气杂至，合而为痹。"汉代张仲景的《金匮要略》更提出"湿痹、血痹、历节"之名。元代朱丹溪的《丹溪心法·痛风》言"四肢历节走痛是也，他方谓之白虎历节风证"。故樊兰英主任借鉴经典，运用乌头汤合宣痹汤进行化裁，总结出了消肿舒筋止痛方。

此案患者因常年饮食油腻，饮酒频繁，而脾胃运化不足，湿邪内蕴长久化热，故出现湿热内蕴，流滞下焦，经脉受阻，瘀血阻络的表现，故应予清热化湿、通络活血止痛法施治。风药胜湿、升散，能够鼓舞、发越、升发人体的阳气，阳气受到鼓舞就能增强体内的运化功能，从而消除在内的湿邪。方中豨莶草、伸筋草、络石藤、羌活、桂枝、川乌均祛风湿、通经络、止痛，虽药性有热、有寒，但起到了相辅相成、相互制约的作用，既起到了增强祛风湿通络的疗效，又制约热寒的太过，其中茯苓、炒白术、炙甘草体现四君子汤的内涵，健脾祛湿增强脾胃运化功能。秦皮清热燥湿、走肝经，现代研究表明其中所含秦皮乙素、七叶苷及秦皮苷均有抗炎作用，更有利尿、促进尿酸排泄的作用。清代叶天士对痹久不愈、邪入于络，用活血化瘀法治疗，并重用虫类药剔络搜风。这里借鉴此理念，取蜈蚣性走窜、通达内外、息风止痉、通痹止痛之功，但其有毒，需严格掌握用量，并且注意病患体质差异，凡过敏者勿用。方中菝葜为樊兰英主任的经验用药，其为百合科菝葜属植物，性甘酸平，有祛风利湿、解毒消肿的疗效，现代药理研究表明其有抗炎作用。

颌痹（肝胆湿热证）

患者刘某，女，71岁。初诊：2021年6月2日。

主诉：右颞颌关节疼痛1月余。

现病史：患者1月余前出现右侧颞颌关节处疼痛，张口活动受限，饮食受碍，于外院就诊考虑为"右侧颞颌关节紊乱"，并予注射封闭止痛治疗，注射后出现右眼睑低垂等不良反应（目前症状消失），仍右侧颞颌关节活动不便，为求进一步治疗，前来就诊。刻下症：右侧颞颌关节疼痛，张口受限，饮食受碍，口干口苦，口唇、牙麻木感，心烦急躁，眠差，饮食不香，以稀软饮食为主，小便黄，大便黏腻偏软。

查体：舌红暗，苔黄腻，脉弦滑。

既往史：血糖时有偏高，平素饮食锻炼控制，近期血糖略偏高，故服用二甲双胍降糖治疗。

中医诊断：痹证（肝胆湿热证）。**西医诊断：**①右侧颞颌关节紊乱；②血糖异常。

方剂：龙胆泻肝汤合竹叶薏米散加减。

处方：柴胡10g，黄芩10g，陈皮10g，厚朴10g，生甘草10g，醋延胡索10g，清半夏10g，竹叶10g，茯苓15g，豨莶草30g，川芎10g，龙胆草10g，生薏苡仁30g，防风10g，威灵仙30g，菝葜30g。7剂，水煎服，每日1剂，早晚分服。

二诊（6月9日）：患者自诉右侧颞颌关节疼痛明显减轻，仍右侧口唇、牙龈部麻木不适，饮食不香，纳少，大便不畅，舌红苔白，上方去陈皮、厚朴、茯苓，加肿节风10g、天麻10g、酒大黄10g，继服7剂。

三诊（6月16日）：患者自诉张口饮食动作较前顺畅，轻微颞颌关节处疼痛，仍右侧口唇、牙龈部麻木窜痛，下午口苦，咽微痛，大便较前明显通畅，身体困倦，舌红，苔白，故上方加地龙10g、当归15g，继服7剂。

四诊（6月23日）：患者服药后口苦明显减轻，口中清爽，张口频繁后仍颞颌关节疼痛急重，仍右侧牙及口唇麻木，大便调。上方去龙胆草，加白芍20g，继服7剂。

五诊（6月30日）：患者自诉右侧颞颌关节无明显疼痛，张口等动作无受碍，右侧牙及口唇麻木较前明显减轻，继续服用7剂。

六诊（7月7日）：患者自诉右侧颞颌关节无疼痛、右侧牙及口唇无明显麻木，未诉其他不适症状，已痊愈，故停服药物。

按：本病属于中医学"痹证"范畴，多由外邪（风寒暑湿等六淫之邪）侵袭郁而化热、水湿内蕴化热侵犯关节、气血不足不荣关节，或者由外因致气机阻滞、气血运行不畅引起，与外感、情志、饮食、外伤关系密切。本案基本病机以湿热为主，患者因情志不舒，肝郁化火、肝克脾土，脾虚湿邪内阻，由于其老年体弱，无力抗邪，日久湿热内蕴，流注关节行于肝胆经络部位，伤及气血，导致经脉损伤不通，气血不得荣养经脉，清阳不展，故发为此病。故樊兰英主任以脏腑经络为纲，以湿热、虚、瘀为着眼点，舒筋活络贯彻始终。遣方用药方面着重作用于这些对应的脏腑、经络，方中柴胡、川芎、龙胆草入肝、胆经，柴胡疏肝理气，川芎行气活血，龙胆草清热利湿力强，豨莶草入肝经，祛风湿、利筋骨，引领整个药力的循经走向，突出经络脏腑的辨证理念。用龙胆泻肝汤合竹叶薏米散加减化裁，主要的功用就是清泻肝胆实火、清利肝胆经湿热。方中龙胆草大苦大寒，既能清利肝胆实火，又能清利经脉湿热，黄芩苦寒泻火、清热燥湿，柴胡舒畅肝经之气，陈皮、清半夏、茯苓、厚朴组合一方面健脾燥湿，另一方面调畅气机、疏肝健脾、调畅情志，一味地使用大苦大寒之品并不提倡，故樊兰英主任应用生薏苡仁、白豆蔻、竹叶组合的经验小方注重温中化湿，以白豆蔻的薪火之力徐徐转化温湿之阴邪，故脾胃之阳气，配以生薏苡仁、淡竹叶从二便除湿，配合整体加强清热利湿的功效，不但患者症状好转，服药21剂后舌苔更是由黄腻变为苔薄白。白芍、川芎相伍，取其养血补血，疏肝和营止痛之功。豨莶草、防风、威灵仙贯彻用药始终，起到祛风湿、利关节、通经络、舒筋止痛的作用。

脉痹（风寒湿痹，瘀血阻络证）

患者孙某，女，77岁。初诊：2021年5月12日。

主诉： 反复手足麻木两年，加重两周。

现病史： 患者近两年反复出现手足麻木，未予以重视，近两周麻木症状加重，2月23日于普仁医院检查，尿常规示尿糖（++++）；C肽1.09nmol/L，胰岛素17.96uU/mL；糖化血红蛋白7.2%；左侧肢体ABI 1.10、右侧肢体ABI 1.14。遂为求进一步治疗，前来就诊。刻下症：目前手足麻木，手足凉，心烦，口干，口黏，头部困重，口涎多，心烦，胸闷不舒，皮肤干燥，手部皮肤易破口，眠差，小便黄黏，伴异味重，大便黏腻不畅。

查体： 舌淡暗，苔白腻，脉弦滑；身高153cm，体重58kg，BMI 23.9，一般情况良好，左右眼裸眼视力0.6，手足温度正常，浅感觉、深感觉未见异常，无双下肢水肿，双足足背动脉触及未减弱。

辅助检查：（2021年2月23日普仁医院）血生化：GLU 5.87mmol/L、C肽 1.09 nmol/L、INR 17.96 uU/mL、肌酐 53μmmol/L、总胆固醇 3.84mmol/L、

高密度脂蛋白胆固醇 1.75 mmol/L、低密度脂蛋白胆固醇 2.05 mmol/L；糖化血红蛋白 7.2%；心电图示窦性心律，T 波改变；B 超示双侧颈动脉内膜病变伴左侧斑块形成，脂肪肝，胆囊多发结石；左侧肢体 ABI 1.10，右侧肢体 ABI 1.14。眼科检查：左右眼裸眼视力 0.6，玻璃体混浊。

既往史：脑血管病、糖尿病病史，患者坚持服用降糖、降脂、促进周围循环、营养神经等药物，饮食控制，血压尚可，近期空腹血糖 6～7.5mmol/L，餐后 2 小时血糖 7～12mmol/L。目前服用药物：达格列净，1 粒，每日 3 次，口服；磷酸西格列汀 1 粒，每日 1 次，口服；阿卡波糖 1 片，每日 3 次，口服；甲钴铵 0.5mg，每日 3 次，口服；舍曲林 1 片，每日 3 次，口服；阿托伐他汀钙片 20mg，每晚 1 次，口服；尼麦角林 1 片，每日 3 次，口服；羟苯磺酸钙分散片 1 片，每日 3 次，口服。

中医诊断：痹证（风寒湿痹，瘀血阻络证）。**西医诊断：**①2 型糖尿病合并周围神经病变；②脑血管病；③高脂血症；④动脉硬化；⑤白内障。

方剂：桂枝汤、四逆散合自拟祛风通经利节汤加减。

处方：肿节风 30g，黄芩 10g，柴胡 10g，醋延胡索 10g，生甘草 10g，蜈蚣 2 条，乳香 3g，没药 6g，菝葜 30g，威灵仙 30g，厚朴 10g，清半夏 10g，桂枝 10g，白芍 15g，豨莶草 30g。7 剂，水煎服，每日 1 剂，早晚分服。

1 周后随访，患者服药后症状明显减轻，因其他疾患住院治疗。

按：患者年高，基础病较多，坚持服用降糖、降脂、促进微循环等药物，血压、血糖控制尚稳定。据研究表明，糖尿病患者患病 2～5 年内会出现不同程度的周围神经病变表现，根据此患者病史、症状、辅助检查等因素，手足麻木不排除脑血管疾患、糖尿病合并周围神经病变、颈动脉病变等影响。手足麻木，中医证属"脉痹""痹证"等，樊兰英主任认为此病应着眼于风、虚、瘀为要点，正气足则邪气不干，患者年高，脾胃虚弱生化气血不足，则气虚易受风邪外侵，血虚则脏腑、经脉、肌肉、关节失养，内虚则易生风，故内外风盛，需祛风、调和营卫、滋阴养血治疗出现的手足麻木、皮肤干燥。患者久受疾病困扰，心情不佳，肝郁不舒，疏泄失司，郁而化热，内闭不达四末，出现手足凉；肝强克脾土，脾胃虚弱则运化失司，精气不上承，湿邪内阻，故出现口干口黏、头困重、口涎多、大便黏腻的症状。气血不足，心血不足，阴虚火旺，与小肠相表里，故热在心营、下移小肠，表现为寐不安、小便黄。组方包含桂枝汤可调和营卫，祛风温经；内含四逆散有疏肝解郁，柔肝滋阴，通达内外之功。所谓"治风先治血，血行风自灭"，故如何治血，血需充足，气推动其运行于脉内，滋润濡养经脉，正足则外风不侵，无虚则内风不生，风自灭。其中白芍滋阴柔肝养血、缓急止痛，以补虚；乳香、没药、醋延胡索活血通络化瘀，使经脉通畅；自拟祛风通经利节方由豨莶草、威灵仙、菝葜、肿节风四味药组成，其祛风除痹、利关节止痛之功力强，经研究表明，其内含物质有抗炎、镇痛、调节免疫等药理作用。

痛痹（肝肾不足，血瘀阻络证）

患者王某，女，46岁。初诊：2021年8月9日。

主诉：下肢怕冷伴酸痛1月。

现病史：患者近1月出现下肢怕冷伴酸痛不适，恶风，喜暖，心烦，左下肢略胀，纳可，眠欠佳，二便调。末次月经8月8日，经量偏少，色暗，无痛经。前次月经时间为两月前。近1年月经周期延长。

查体：眼睑浮肿；舌红暗，苔薄白，脉弦细。

中医诊断：痹证（肝肾阴虚，寒瘀阻络证）。

方剂：自拟祛风湿通络汤合玉屏风散加减。

处方：络石藤30g，豨莶草30g，伸筋草30g，威灵仙10g，木瓜10g，白芍10g，炒薏苡仁30g，防风6g，生黄芪20g，炙甘草6g，当归10g，炒白术10g，桂枝10g，茯苓15g，益母草30g。7剂，水煎服，每日1剂，早晚分服。

二诊（8月16日）：患者服用上方后，自诉恶风怕凉较前有所减轻，仍下肢怕冷并伴酸痛，午后下肢略有肿胀感，眼睑水肿消失。予上方加上淫羊藿6g、巴戟肉10g，继服7剂。

三诊（8月23日）：患者服用后恶风怕凉明显减轻，下肢酸痛明显减轻，效不更方，继续服用7剂。

按：骨痹病不外乎风、寒、湿等外邪侵袭，内则以肺、脾、肾虚为主。

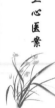

此患者女性，月经紊乱，天癸渐衰，正气不足，情志不遂，故脏腑功能失调。肺朝百脉，主一身之气，肺气不足则邪易侵、疏泄失司则水道不畅；脾为先天之本，后天气血生化之源，脾胃虚弱则湿邪内生，留注关节、肌肉、筋脉之间，屈伸不利，阻滞经络致疼痛困重；肾为后天之本，主纳气，肾气不足日久则阳气亏虚，温煦失常则恶风怕冷。根据五行之相生相克、乘侮关系，肾气不足致肝气不畅，郁而气滞伤阴，脾虚则木克加重，更伤及肺卫，虚故邪气乘之而入致病。患者证属气虚血瘀，故扶正益气、祛风湿、舒筋活络以治之。方中玉屏风散合桂枝汤益气固表、固护卫气、调和阴阳，络石藤、威灵仙、豨莶草、伸筋草四药配合祛风湿、舒筋通络、活血止痛之功明显，茯苓、炒白术、炙甘草益气健脾化湿，茯苓配合益母草更起到利湿消肿的作用。风盛易入血，湿邪易伤阳，故方中以祛风之品为主，少佐温经之品，患者服药7剂后症状改善，风邪渐去，但温阳之功不足，阳气无以推动血行，故方中加巴戟天、淫羊藿，补益脾肾之阳气，加大温化寒湿之效，故再服7剂后症状明显好转，后随访痊愈。

痿证（气虚血瘀证）

患者李某，女，61岁。初诊：2020年8月24日。

主诉：乏力、肌痛半年。

现病史：患者半年前出现肢体麻木，完善CT检查提示腔隙性脑梗死，予西药治疗后麻木症状缓解，后出现双下肢乏力，踩棉花感，不耐久行，伴肌肉酸痛，时有关节疼痛，无关节红肿，纳眠可，二便正常。

查体：舌淡暗，苔薄白，脉沉。

既往史：糖尿病病史多年，血糖控制尚可。

中医诊断：痿证（气虚血瘀证）。

治法：益气活血为主。

方剂：补阳还五汤加减。

处方：川芎10g，生黄芪20g，地龙10g，当归15g，赤芍10g，桃仁10g，红花10g，豨莶草30g，伸筋草30g，牛膝10g。7剂，水煎服。

二诊（9月2日）：患者服药后诉乏力及肌肉关节疼痛减轻，晨起时关节疼痛明显，余无明显不适，舌脉同前。

处方：川芎10g，生黄芪20g，地龙10g，当归15g，赤芍10g，桃仁10g，红花10g，豨莶草30g，伸筋草30g，牛膝10g，菝葜30g。7剂，水煎服。

三诊（9月14日）：患者服药后症状大好，以前方继服7剂巩固疗效，后症状缓解停药。

按：补阳还五汤出自清代王清任《医林改错》，由黄芪、当归尾、赤芍、川芎、地龙、桃仁、红花组成，是益气活血的代表方。临床可用于治疗因气虚血瘀引起的病证如脑血管病后遗症、关节痛、头痛等。本患者老年体弱，本就气血不足，致肌肉筋脉失养，加之气虚则血滞，不通则痛、不荣则痛，结合舌脉，符合气虚血瘀之象，故治疗以补阳还五汤。另以豨莶草、伸筋草增强舒筋活络之力，遂服用两周效显。

妇科病

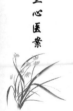

月经后期（瘀血阻滞证）

患者刘某，女，46岁。初诊：2020年10月26日。

主诉：月经后期1月余。

现病史：患者诉末次月经2020年9月2日，月经已推迟1月余未至，既往"多囊卵巢综合征"病史，经常月经后期，月经一般量少色暗，夹有血块，一般经行3～4天，经前急躁易怒，纳眠可，二便调。

查体：舌暗红，苔薄白，脉沉。

中医诊断：月经后期（瘀血阻滞证）。**西医诊断**：多囊卵巢综合征。

治法：活血化瘀。

方剂： 王焕禄名老中医经验方红藤棱莪煎合四物汤加减。

处方： 大血藤 30g，三棱 10g，莪术 10g，当归 15g，香附 10g，益母草 30g，女贞子 10g，旱莲草 10g，熟地黄 20g，川芎 10g，白芍 15g，菟丝子 15g，枸杞子 10g，菝葜 30g，羌活 6g，细辛 3g。7 剂，水煎服。

注意事项： 可自购紫河车粉，3g/ 剂，与汤药同服以增强疗效。

二诊（11 月 2 日）：患者诉月经仍未至，余未诉明显不适，近期眠差梦多，纳可，二便调。舌暗红，苔薄白，脉沉。予上方加酸枣仁 20g 安神助眠，继服 7 剂。

三诊（11 月 9 日）：患者诉昨日月经已至，因服用紫河车过多引起面部起痘，余未诉明显不适，纳眠可，二便调。舌暗红，苔薄白，脉沉。患者已来月经，故减羌活、细辛，患者诉服用紫河车过多面部起痘，故加肿节风 30g 清热解毒，余方同前，继服 7 剂。

按： 多囊卵巢综合征是育龄期妇女常见的一种复杂的内分泌及代谢异常所致的疾病，以慢性无排卵（排卵功能紊乱或丧失）和高雄激素血症（妇女体内男性激素产生过剩）为特征，主要临床表现为月经周期不规律、不孕、多毛和痤疮，是最常见的女性内分泌疾病。多囊卵巢综合征在中医学中属于"月经后期""闭经""不孕症"等范畴，与肾气不足、气血亏虚、冲任失调、肝郁气滞、脾虚痰湿等因素有关，但根本上属肾气不足。《黄帝内经》记载："女子七岁，肾气盛，齿更发长。二七而天癸至，任脉通，太冲脉盛，月事以时下，故有子。"又冲脉任脉者，皆起于胞宫，隶属肝肾。肾藏精，精生髓，脑为髓海。因此，肾与下丘脑 - 垂体 - 卵巢轴调节的生殖功能密切相关，先天禀赋不足，肾精亏虚，肾气不足是多囊卵巢综合征的重要致病因素。

多囊卵巢综合征是临床上的疑难杂症，如不治疗，将影响患者生育。此类患者常常月经后期（或闭经），行经量少色暗，有血块，舌暗红，苔薄白，脉沉。由于月经不调及不孕，部分患者还会有焦虑抑郁情绪产生。因此，在总结临床经验的基础上，樊兰英主任认为多囊卵巢综合征的病机为本虚标实，在肾精亏虚、肾气不足的基础上，既有气血不足，又有瘀血阻滞，遇形体肥胖者考虑兼有痰湿。因此，在治疗上标本兼治，以四物汤补血，二至丸及枸杞子、菟丝子调冲任补肾，以王焕禄名老中医经验方红藤棱莪煎活血化瘀，遇肥胖患者考虑兼有痰湿，临床酌加化痰祛湿之品，诸方合用，综合调治，收到了较好的疗效。

具体到本例患者，患者既往明确诊断多囊卵巢综合征，经常月经后期，月经一般量少色暗，夹有血块，且舌暗红，苔薄白。考虑患者先天禀赋不足，肾精亏虚，后天瘀血阻滞胞宫，故出现以上症状，治以活血化瘀为法，方选王焕禄名老中医经验方红藤棱莪煎合四物汤加减，四物汤为补血调经的主方，合大血藤、三棱、莪术则更加强了破血逐瘀之力。加女贞子、旱莲草滋补肾阴；菟丝子、枸杞子补益肾精。香附疏肝解郁，调经止痛；益母草活血调经，利水消肿，此二药为妇科调经要药。菝葜调节免疫；羌活、细辛可促排卵。诸药合用，共奏活血调经之效。

月经后期 （气血不足，肝郁脾虚证）

患者李某，女，18 岁。初诊：2021 年 1 月 4 日。

主诉： 月经 4 月未至。

现病史： 患者为高三学生，学习压力重，末次月经去年 9 月份，此后至今未至。既往月经量偏少，伴轻度腹痛、腰痛，经前面部起痤疮。近期心烦，睡眠晚，两面颊可见红色疔疮，口苦，小腹胀，纳不香，溲黄，大便不畅。

查体： 舌红，舌尖、舌边尤红，边齿痕，舌苔白腻，脉弦滑。

月经史： 患者初潮 11 岁，既往月经规律，量偏少，伴轻度痛经。

中医诊断： 月经后期（气血不足，肝郁脾虚证）。

治法： 补益气血，疏肝健脾。

方剂： 八珍汤合柴胡疏肝散加减。

处方： 当归 10g，川芎 10g，赤芍 10g，生地黄 20g，三棱 10g，莪术 10g，益母草 30g，香附 10g，乌药 10g，柴胡 10g，茯苓 15g，炒白术 10g，枸杞子 15g，细辛 3g，羌活 6g，酒大黄 10g（后下）。7 剂，水煎服，每日 1 剂，早晚分服。

注意事项： 避风寒，畅情志，夜间早睡，调饮食，禁寒凉之品，尽快进行妇科超声检查。

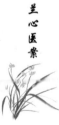

二诊（1月11日）：患者今日检查妇科B超提示子宫大小为4.1cm×4.0cm×2.8cm，内膜厚0.6cm，余未见明显异常。患者服药后心烦较前减轻，月经仍未至，但自诉有月经要来的感觉，面颊仍有疔疮。治疗以上方去香附、柴胡、茯苓、炒白术，加急性子6g、肿节风15g、蒲公英30g，继服7剂。

三诊（1月18日）：患者服上方后面颊疔疮明显减少，并且无新发，口略干，腰酸，微燥热，以上方去急性子、肿节风、蒲公英，加炙龟甲10g、女贞子20g、旱莲草20g，继服7剂。

四诊（1月25日）：患者自诉上方服用到第6剂时月经复始，月经量可，颜色红，伴有轻度腹痛，面部新发疔疮，上方去羌活、细辛，加醋延胡索10g、急性子6g，继服7剂。

按：月经后期主要是指月经周期错过1周以上甚至3～5月一行，可伴有经量及经期的异常，连续出现3个月经周期以上。女性生理主要根据气血、冲任的盛衰，气血充足、冲任有条，经脉通畅则月经规律、经量正常，否则出现异常，与肝、肾、脾三脏关系密切。

患者为高三学生，学业压力较重，精神紧张，心情不遂，故伤肝弱脾，肝气郁结，气机不畅，无以行血，形成瘀血。夜间晚睡，阳不入阴，肝藏血失司，耗伤心肝阴血。肝木克脾土，脾胃健运失调，水谷精微四布减少，脾虚生化气血不足，湿邪内阻，湿为寒邪阻滞于下焦、胞宫则小腹胀，饮食不香，大便不畅。郁久化热，热灼阴血，气血不足，虚热内生，上炎于颜面。根据其病史、病程、症状、体征、辅助检查，综合舌脉，患者证属气血不足、肝郁脾虚，故遣方以益气补血、培元胞宫，辅柴胡疏肝散以理气解郁、活血通经。方中当归、赤芍、生地黄、川芎补益气血，补中有行、滋而不腻、补而不滞，其中白芍改为赤芍以除肝之余热。柴胡有疏肝解郁、散邪热之功。茯苓、炒白术健脾化湿，乌药、香附疏肝理气、温下焦之寒湿。三棱、莪术活血破瘀。酒大黄通腹、泻下、通瘀。其中羌活、细辛为樊兰英主任经验用药，有促排卵之功效。羌活、细辛均为散寒解表之剂，何以用于通胞宫经血？二者味辛，均归肾经，可祛除寒气、疏散上下之风，羌活可泻肝气，细辛气清而不浊，可温肾中之火，配合枸杞子则水火相济、精血内生充于胞宫，配合柴胡疏肝散则气机舒畅，内外沟通，升降有调，脉络通畅。故二者为方中承接、引导之要药，虽剂量轻但作用大，为方中点睛之品。后随症加减，热盛上蒸于颜面，则加清热凉血之品，待热去即止。加龟甲、旱莲草、女贞子以滋肾精、阴血，荣养胞宫。待月经复始，去羌活、细辛，视症状加减用药则可。

闭经（气血不足，气虚血瘀证）

患者白某，女，31 岁。初诊：2020 年 11 月 4 日。

主诉：月经半年未至。

现病史：患者 1 年前行流产手术，术后月经开始紊乱，周期开始延长，经期缩短，经量减少，月经已经近半年未至，用药后仍无缓解（具体治疗方案不详），为求进一步治疗，前来就诊。刻下症：气短，倦怠，腰酸，小腹胀，小便频，心烦，眠欠佳，大便调，纳可。

查体：舌淡红，苔薄白，脉细弱。

月经胎产史：初潮 12 岁，既往月经规律，近 3 月未至，孕 1 产 0，流产手术 1 次，未婚，有性生活，目前有避孕。

中医诊断：闭经（气血两虚，气虚血瘀证）。

治法：补益气血，活血化瘀。

方剂：四物汤加减。

处方：当归 10g，川芎 10g，熟地黄 20g，三棱 10g，莪术 10g，益母草 30g，羌活 6g，细辛 3g，生黄芪 30g，枸杞子 10g，菟丝子 10g，菝葜 30g，白芍 20g，乌药 10g，益智仁 10g。14 剂，水煎服，每日 1 剂，早晚分服。

二诊（11 月 23 日）：患者服药后气短有所减轻，但仍月经未至，腰酸痛，故上方去赤芍，加川续断 10g。

三诊（12 月 4 日）：患者服药后腰酸减轻，心烦，纳少，饮食不香，上方去川续断加焦神曲 15g，继服 7 剂。

四诊（12 月 11 日）：患者服药后饮食可，近期受风后出现肌肉酸痛，调

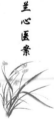

整上方去焦神曲，加豨莶草 30g，继服 7 剂。

五诊（12 月 23 日）：患者复查妇科超声示子宫内膜 0.3cm，盆腔积液 1.7mL，口干，腰酸，伴有少量白带，微气短，小腹微胀，舌红暗，剥苔，苔薄白，舌下络脉迂紫，脉细。上方去豨莶草，加炙龟甲 10g（先煎），继服 14 剂。

六诊（2021 年 1 月 13 日）：患者复查 B 超提示子宫内膜 3.2mm，性激素未见异常，月经仍未至，气短倦怠减轻，口干减轻，心烦减轻，上方加阿胶珠 10g，继服 14 剂。

患者坚持服用药物，随访得知患者 1 月 24 日来月经，量偏少，色可，经期 4 天。后因春节停药未服，次月月经规律而来。

七诊（3 月 22 日）：患者昨日白带量微多，未诉不适症状，纳可，眠可，二便调，舌淡红，苔薄白，脉细。上方去三棱、莪术、炙龟甲，加党参 10g、炒白术 10g、炙甘草 10g、淫羊藿 12g、女贞子 20g、旱莲草 15g，继服 7 剂。

八诊（3 月 31 日）：患者自诉末次月经 3 月 29 日，量较前增多，颜色红，出现腰酸，二便调。上方去羌活、细辛加川续断 10g，继服 14 剂。

九诊（4 月 12 日）：患者未诉不适症状，纳可，眠可，二便调，舌红，苔白略厚，脉弦细，上方去川续断，加焦神曲 15g，7 剂后可停药。

按：女子年逾 16 周岁，月经尚未来潮，或月经来潮后又停止 3 个周期或 6 个月以上者，称为"闭经"，前者称原发性闭经，后者称继发性闭经，古称"女子不月""月事不来""经水不通""经闭"等。妊娠期、哺乳期或更年期的月经停闭属生理现象，不作闭经论，有的少女初潮两年内偶尔出现月经停闭现象，可不予治疗。女子月经与肾气的盛衰、冲任二脉的通盛有密不可分的关系。肾为先天之本，主藏精，精为肾气的物质基础，肾气为肾精的功能体现，两者相互滋生，相互为用。冲任二脉之冲为血海，任主胞胎，所谓"冲任二脉不能独行其经"，其生理功能是肝、脾、肾三脏的功能体现。肝藏血，肝血有余，下注血海，变化为月经。冲任二脉与足少阴肾经并行、相会，肾又主二阴，肾气盛则任脉通，太冲脉盛则月事而下。脾为后天之本，气血生化之源，脾胃精气充盛则气血津液充足，进而冲脉充盈，血海旺则月经能下，为月经生理基础。月经病的病因很多，内因如情志不遂、房劳过度、多产、饮食劳倦等，外因比如六淫之邪，但主要妇人以血为基本，经、孕、产、乳都需要以血为用，育龄期女性的发病机理主要以冲任虚损、冲任瘀阻、热扰冲任为主，中老年女性由于脏腑衰退之肝血不足，肾气肾精亏虚，冲任亏虚则月经停闭。

因房劳过度、流产手术导致育龄期此患者气血虚弱，术后生活不规律、饮食不调故素体虚弱，平素仍有性生活。此女性肝肾不足，肝藏血亏，无以下注血海，肾气虚弱，肾精不足，精血无以化生及荣养胞宫。情志不遂，肝气郁久，思虑伤脾，肝郁脾虚，气血生化不足，气虚血瘀，加之胞宫通过阴道与外界相同，易受外邪侵袭，而导致湿热、寒湿、热毒、瘀血等停滞胞宫，阻滞气血，故患者复查B超提示盆腔积液。综合以上，患者根本病机为气血不足，故以四物汤加减。四物汤滋补肝肾，补血养血兼以行气。枸杞子、菟丝子补益肾阴，益精生血，荣养胞宫以化内膜。黄芪、益智仁、乌药温补脾肾之气，益气升提，缩尿固精。三棱、莪术、益母草活血化瘀、通冲任二脉、利周身水湿。菝葜归肝、肾二经，有祛风利湿散瘀之功效。根据患者病情变化随症加减，患者服用两月，后更加龟甲、阿胶珠以血肉有情之品加强滋阴补血之效，待冲任气血充足，二脉通畅，则月经复始。

痛经（气血不足，气虚血瘀证）

患者菅某，女，31岁。初诊：2021年9月6日。

主诉： 反复月经期腹痛1年。

现病史： 患者于1年前开始出现经期腹痛，月经量及周期尚正常，每值经期伴有痛经。末次月经：8月16日，量可，褐色，伴痛经，欲求子调理寻求治疗。刻下症：气短，倦怠乏力，易心情紧张，自诉全身肿胀感，纳可，眠可，小便调，大便不畅无力。

查体： 面色㿠白，眼睑淡白色，舌淡红，边齿痕，苔薄白，脉细。

既往史： 多囊卵巢综合征；子宫内膜息肉。

胎产史： 未避孕未孕3年。

中医诊断：痛经（气血不足，气虚血瘀证）。**西医诊断**：①多囊卵巢综合征；②子宫内膜息肉。

方剂：八珍汤加减。

处方：当归10g，川芎10g，白芍15g，生地黄20g，三棱10g，莪术10g，丹参30g，益母草30g，香附10g，党参10g，生黄芪20g，茯苓15g，炙甘草10g，肿节风15g，威灵仙30g，酒大黄6g。7剂，水煎服，每日1剂，早晚分服。

二诊（9月13日）：患者服药后9月8日月经至，月经量较前有所增多，伴血块，以往痛经症状减轻，以右下腹隐痛为主，效不更方，继服12剂。

三诊（9月27日）：患者自诉气短倦怠较前明显好转，大便通畅，但小腹胀，舌淡红，舌苔薄黄，脉细。以上方去威灵仙、酒大黄，加柴胡10g、乌药10g，继服12剂。

四诊（10月25日）：患者自诉末次月经周期正常，10月8日开始，经期6天，经量可，色可，无明显痛经症状。近期偶有左少腹隐痛，面色无华，舌白略腻，故上方去地黄、乌药，加熟大黄20g、姜黄10g，继服7剂。

五诊（11月1日）：患者左少腹隐痛减轻，仍略胀，小腹微凉，舌淡红，苔薄白，脉细，上方去柴胡，加乌药10g，继服7剂。

后随访，患者此后月经规律，无明显痛经症状出现。

按：患者女性，平素压力大，情绪易紧张，情志不遂，久而肝郁脾虚，脾为后天气血生化之源，气血不足；子郁及木，天癸虚弱，则月经失调、不易孕胎等情况出现。气虚易血瘀，久而成形不散，此患者发现子宫内膜息肉。痛以不通、不荣分型，气虚血瘀不通则疼痛，气血不荣失养则疼痛。张介宾的《类经图翼》曾言肺"虚如蜂巢，下无透窍，吸之则满，呼之则虚，一呼一吸，消息自然，司清浊之运化"。肺除了主呼吸之能，还涉及气血、津液输布代谢等，脾主运化水湿，肾主水、通调水道，三脏配合气血通畅、水液通调，如三脏虚弱则气血、水液运行不畅，故出现全身肿胀感。根据辨证，患者证属气血虚弱，气虚血瘀，根据樊兰英主任对于妇科疾病多年的临床经验总结，重视气血，重视脾肾，重视理气活血的理念，常用四物汤、八珍汤、红藤棱莪煎等方剂，并善用药对，如细辛、羌活促排卵，肿节风、威灵仙消肿结等。

方剂以八珍汤为基础进行加减，四物汤补血养血活血，四君子去炒白术加黄芪益气以补血、活血、利水。取王老红藤棱莪煎的三棱、莪术，配丹参、肿节风、威灵仙以活血破血，消瘀散结。通过益气，茯苓配益母草还增强利水消肿活血之功。大便不畅无力，配熟大黄缓下。患者服初诊药后经期中痛经减轻，故二诊效不更方继服12剂。三诊时患者大便通畅，但小腹胀，调整方药去威灵仙、酒大黄加柴胡、乌药以疏肝理气、温下焦以除胀，继服12天。四诊时诉痛经消失，但月经后出现左少腹隐痛，舌苔白腻考虑寒湿内阻，加姜黄辛温通络止痛，熟大黄通便导湿，寒热相配，配以乌药则疼痛自去。如坚持调理，月经规律，气血逐步充足，情志调畅，结肿终散，则孕胎不久矣。

崩漏（气虚血瘀，冲任不固证）

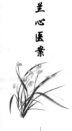

患者高某，女，16岁。初诊：2013年2月7日。

主诉：行经量多，经期延长半年。

现病史：近半年来月经量多且经期延长，经行10～30天不等，此次经行已达20天，淋漓不已，色泽暗红，偶有血块，小腹疼痛，伴乏力，纳少，二便尚可。

查体：面色㿠白，舌淡胖边有齿痕，边有瘀斑，苔薄白，脉沉弦滑。

中医诊断：崩漏（气虚血瘀，冲任不固证）。

治法：益气摄血，活血化瘀，调经止血。

方剂：四物汤加失笑散加减。

处方：当归10g，赤芍10g，生地黄10g，川芎10g，五灵脂10g，生蒲黄10g，三棱10g，莪术10g，三七粉3g（冲），党参10g，生黄芪40g，白术10g。7剂，水煎服，每日1剂，早晚分服。

二诊（2月14日）：服药1周月经量减，近3日又略有增加，经色暗，无血块，偶有脘腹不适，乏力减轻，舌胖边有齿痕，舌边瘀斑，苔薄白，脉细滑。证治同前，因患者出现脘腹不适，仍有疲倦等症，故加重补脾益气药。以上方加升麻10g、山药10g，继服7剂，每日1剂，早晚分服。

三诊（2月21日）：自诉服药后5日经血止，未再出血。偶有乏力，余无不适，为巩固疗效，上方减五灵脂10g、生蒲黄10g、三棱10g、莪术10g继服7剂，每日1剂，早晚分服。

半年后随访，诉停药后月经正常，经量可，经期5～7天，色鲜红，无明显不适，病告愈。

按：此患者既有脾虚冲任不固，又有瘀血内阻。初诊依据症舌脉表现辨证为气虚血瘀，冲任不固。治疗以益气固摄，活血化瘀为法。方中五灵脂、生蒲黄、三棱、莪术、三七粉活血化瘀，通因通用以止血，当归、赤芍、生地黄、川芎养血和血调经，用赤芍、生地黄防止瘀血日久不去化热。又以党参、生黄芪、白术补益脾气，固中摄血。三法并用，病情好转。二诊考虑脾虚无明显减轻，所以加重补脾益气药以固疗效。三诊经血止，偶乏力，以健脾益气，养血和血为主，半年后随访，月经正常，堪称显效。

更年期汗证（气阴不足证）

患者冯某，女，49岁。初诊：2021年9月29日。

主诉：反复汗出多1月，伴气短心慌两周。

现病史：患者近1月反复出现汗出多，动则汗出，偶有潮热，发展到近两周出现气短、乏力、倦怠，口干，咽部异物感，少痰，心慌，恶风，心烦急躁，眠欠佳，小便调，眠欠佳，纳可，大便调。

查体：舌淡红，苔白，脉细弱数。

月经史：患者月经近1年周期延长，量偏少。

中医诊断：自汗（气阴不足证）。**西医诊断：**更年期综合征。

方剂：自拟阴阳调和散加减。

处方：淫羊藿6g，巴戟天10g，白芍10g，生甘草10g，北沙参15g，麦冬15g，醋龟甲10g（先煎），五味子10g，生黄芪15g，知母10g，清半夏

10g，生牡蛎 30g（先煎）。7 剂，水煎服，每日 1 剂，早晚分服。

二诊（10 月 27 日）：患者服药后汗出症状明显减少，气短心慌减轻，无心烦，上方加重黄芪至 30g，继服 7 剂。

后随访，患者汗出多消失，无其他不适症状。

按：汗出分自汗、盗汗，证型分热迫汗出、湿热熏蒸、肺卫不固、气阴不足等，病位主要在肺、脾、肾三脏。肺主气、朝百脉，为宗气之所在；脾为生化气血之源，散精上承；肾为先天之本，生精纳气，与肺母子相应、相通。三脏虚弱，功能失司，则气虚、水液代谢紊乱，出现自汗、盗汗的异常现象。《素问·上古天真论》言"七七，任脉虚，太冲脉衰少，天癸竭，地道不通"。此患者正值此阶段，肝肾亏虚，气血不足，阴阳失调。肾虚精气不足，则月经紊乱。肾水亏虚则无以涵肝木，郁而传脾，脾生化、健运功能减弱则气血不足，故见月经量少、倦怠乏力。散精力弱，无以上乘于肺，肺失所养，母病及子，故肺气不足，卫气虚弱无以固摄肌表，腠理大开，津液多以肌表毛孔而出，开阖功能紊乱，故汗出多，动则加重。汗为心之液，气随液脱及阴，气阴不足则气短心慌，心阴不足而夜间阳不入阴导致心烦、潮热、眠欠佳。脾阳气虚，无以化湿，湿邪内蕴、郁久成形成痰，气机不降，痰湿留滞，故咽部异物感、少痰。樊兰英主任以人为整体，统摄全局，重视阴阳平衡、气血充足、脏腑功能，故以"阴阳为首，气血为基，脏腑为根"为辨证理念，自拟阴阳调和散治疗汗证，临床效果明显。自拟阴阳调和散组成为淫羊藿、巴戟天、醋龟甲、知母等四味药。阳药淫羊藿、巴戟天入脾、肾经，固先天之阳以纳气温阳，益后天之本以助气散精化湿，阳化阴；阴药知母、醋龟甲入心、肾经，清心养阴化精，精主气以化阳。阴阳互生、阴阳互调、阴阳各司其位则邪气不侵、百病不生。方中暗含玉屏风散、生脉饮两方，黄芪、白芍益气固表敛阴，北沙参、麦冬、五味子益气滋阴敛汗，配合生牡蛎加强敛汗之功，故两方重在调肺，以益气为主，滋阴敛阴为辅。五味子补肾滋阴纳气，上下呼应，故卫气充足、上下气机通畅，内外调和。生黄芪、生甘草配合加强益气之功，清半夏、生牡蛎搭配起消痰散结之效。患者服药后汗出多症状明显减轻，心慌、气短、倦怠等也同样减轻，效不更方，另加强

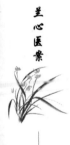

益气之功，倍生黄芪之量，因有滋阴清热之品相配，可制其燥热之性，患者服用后症状消失，效果凸显。

盆腔炎（肝郁脾虚，湿热内蕴，瘀血阻络证）

患者刘某，女，32岁。初诊：2020年8月24日。

主诉： 小腹胀痛，伴乏力半年余。

现病史： 患者半年余前开始出现间断发作小腹胀痛，伴倦怠乏力、气短，身体困重，面色不佳，口黏，偶有起皮疹伴瘙痒，心烦急躁，眠欠佳，偶有胁肋胀痛，纳可，小便黄，大便调。

查体： 面色暗、淡黄。舌暗红，苔黄腻，舌下络脉紫，脉弦细。

既往史： 盆腔积液。

月经史： 患者月经周期规律，量可，色暗，时伴血块，经前时有乳房及小腹胀痛感。

中医诊断： 腹痛（肝郁脾虚，湿热内蕴，瘀血阻络证）。**西医诊断：** 盆腔炎；盆腔积液。

治法： 疏肝健脾，清热化湿，活血化瘀。

方剂： 小柴胡汤合平胃散加减。

处方： 柴胡10g，黄芩10g，金钱草30g，苍术10g，陈皮10g，厚朴10g，生甘草10g，醋延胡索10g，法半夏10g，枳壳10g，竹叶10g，白豆蔻10g（后下），肿节风30g，菝葜30g，白鲜皮30g，苦参10g。7剂，水煎服，每日1剂，早晚分服。

二诊（8月31日）：患者服药后口黏减轻，小腹胀、胁痛减轻，小便黄减轻，时身体肌肉酸痛不适，舌苔略黄腻，上方减去苍术，加豨莶草30g。继服7剂，水煎服，每日1剂，早晚分服。

三诊（9月7日）：患者小便调，无口苦，身体酸痛减轻，乏力倦怠减轻，无新发皮疹，无瘙痒，偶有心烦、急躁易怒，眠欠佳，舌苔较前明显变薄，时有小腹疼痛不适感，故上方减去金钱草，加三棱10g。继服7剂，水煎服，每日1剂，早晚分服。

四诊（9月14日）：患者服药后乏力倦怠较前明显减轻，面色较前明显红润，皮疹瘙痒较前明显好转，无胁痛，仍时有小腹胀痛怕凉，身体酸痛减轻，乳房微胀，二便调。舌红苔薄白，舌下络脉迂紫，脉弦细，故上方除去枳壳、竹叶、白豆蔻，加莪术10g、乌药10g、益母草30g。7剂，水煎服，每日1剂，早晚分服。

五诊（9月21日）：患者末次月经9月18日，月经干净，此次月经量偏少，经期2～3天，血块较前减少，仍伴痛经，腰酸怕凉，倦怠气短，皮肤时有瘙痒，舌淡红，苔薄白，舌下络脉较前明显变淡、细，脉弦细。故上方减去莪术、益母草、豨莶草，将生甘草改为炙甘草10g，加党参10g、炒白术10g、生黄芪20g。7剂，水煎服，200mL，每日1剂，早晚分服。

后随访，患者之后复查超声显示盆腔炎症消失、积液消失。

按：盆腔炎即盆腔炎性疾病（PID）是指女性上生殖道的一组感染性疾病，主要包括子宫内膜炎、输卵管炎、输卵管卵巢脓肿、盆腔腹膜炎。西医认为炎症可局限于一个部位，也可同时累及几个部位，以输卵管炎、输卵管卵巢炎最常见。盆腔炎性疾病多发生在性活跃期、有月经的妇女，初潮前、绝经后或未婚妇女很少发生盆腔炎性疾病。若发生盆腔炎性疾病也往往是邻近器官炎症的扩散。盆腔炎性疾病若未能得到及时、彻底治疗，可导致不孕、输卵管妊娠、慢性盆腔痛及炎症反复发作，从而严重影响妇女的生殖健康，且增加家庭与社会经济负担。中医学认为盆腔炎可因素体气血虚弱复加感染外邪或急性盆腔炎治疗不彻底演变而成，其主要病机为湿瘀之邪蕴于子宫、胞络致冲、任、带脉功能失调而致临床常见气滞血瘀、寒凝气滞、脾虚瘀浊等诸证型，治法上有中药调理、灌肠、腹部贴敷等，临床疗效显著。

女性以血为本。血化生于脾胃，统摄于脾，藏之于肝，宣发于肺，施泄于肾，总属于心，故与妇科疾病发生最为有关的是肾、肝、脾三脏。此患者比较年轻，情志不遂、急躁易怒易伤肝，致肝郁气滞；而素体气血不足，脾胃功能虚弱，正虚则邪侵，故复感外邪于表入里。在表在里，于少阳胆经，邪郁化热入里，脾虚湿蕴日久，湿热互结，久而成有形之邪，瘀血内滞，水液不通。虽然患者就诊时无过多主诉，只是面色暗淡，身体困倦，偶有小腹

兰心医案

胀痛，以调理身体为主。但依据患者症状、舌脉表现，患者存在瘀血、湿热等病理产物，樊兰英主任根据阴阳、气血、五脏辨证理念，运用小柴胡汤合平胃散加减方予以调理，先以清热利湿为主，健脾和胃为辅，佐凉血燥湿止痒对症治疗，待湿热大减，可去金钱草、苍术、淡竹叶、枳壳等燥湿、化湿、利湿之品，加破瘀活血通络之品三棱、莪术、益母草。因患者体虚易受寒邪，故配以乌药温中散寒、消剩余之湿。另外，患者症状减轻的同时，既往疾病症状本就存在，针对兼症用药调理即可。经过1月余的调理，患者盆腔炎症消失、积液消失，效果显著。

儿科病

咳嗽（风邪犯肺证）

患者范某，男，9岁。初诊：2020年11月2日。

主诉：反复咽痒、咳嗽1月。

现病史：患者近1月反复出现咽痒、咳嗽，咳白痰，易急躁，微饮食不香，眠欠佳，二便调。

查体：舌淡，舌尖微红，苔白微水滑。

中医诊断：咳嗽（风邪犯肺证）。

治法：祛风化痰止咳。

方剂：射干麻黄汤加减。

处方：射干8g，麻黄4g，细辛3g，紫菀10g，款冬花10g，五味子8g，川贝母5g，生甘草10g，清半夏10g，前胡10g，紫苏叶8g，厚朴8g，茯苓15g。6剂，水煎服，每日1剂，早晚分服。

二诊（11月9日）：患者服药后咽痒减轻，咳嗽频次明显减少，效不更方，继服7剂。

三诊（11月16日）：患者服药后症状基本改善，但遇冷风后仍出现咳嗽，易思虑过多，遂上方加防风10g，继服7剂。

四诊（11月23日）：患者服用上方后咳嗽消失，无不适症状，遂停药。

按：《名医杂著》有云："肺主气而司皮毛，肺虚则腠理不密，外邪易感。凡发表之后，其邪既去，用补脾肺以实其表，庶风邪不能再入。"此患儿先天不足，肺卫虚弱，故易受外邪，肺失宣降，出现咳嗽。肝郁脾虚，脾胃虚弱，则化生痰湿，上承于肺，咳出白痰。久而痰饮内阻，迁延不愈。因患者为小儿，肺脏娇嫩，脾胃薄弱，故用药剂量宜少，予射干麻黄汤加减温化痰饮，细辛、紫菀、麻黄温化痰饮，射干、款冬花、川贝母、前胡清热化痰，温清并用，痰饮大消。清半夏、厚朴、茯苓、紫苏叶、生甘草燥湿健脾化痰、和胃、宽胸。一方面从肺而治，另一方面从脾胃治之，标本兼治，顽痰自除。因患者体虚，故后方加防风以祛风寒、固肺卫，起到扶正祛邪之功。

厌食病（脾肾两虚证）

患者刘某，女，1岁8个月。初诊：2016年4月27日。

主诉：进食量少20个月，加重伴体重未增长8个月。

现病史：（患儿家长代诉）患儿早产，出生体重930g，一直进食量少，强喂亦不食。8个月前进食量少加重，伴体重未增长，遂前来就诊。刻下症：易腹胀，喜饮水，夜间睡眠辗转不实，盗汗，大便干，两日一行。

查体：面色萎黄，形体瘦小，体重13斤，肌肉不丰，山根发青，舌质淡红，苔薄黄白，脉平。

中医诊断：厌食病（脾肾两虚证）。**西医诊断**：小儿厌食症。

治法：健脾益肾。

方剂：自拟健脾益肾方。

处方：生黄芪10g，龟甲10g（先煎），山药10g，鸡内金10g，谷麦芽20g，黑芝麻10g，陈皮6g，苦杏仁8g，灵芝8g（先煎），炙甘草10g，生龙骨10g（先煎）。14剂，水煎服，每日1剂，每剂两煎，取汁300mL，每日3次，饭后1小时温服。嘱其多食易消化食物，忌填塞喂养，待其主动求食。

二诊（5月11日）：患儿服药后食欲增加，腹胀减轻，大便两日一行，现便质不甚干燥，睡眠转佳，盗汗减少，体重增长150g。近日唇角生疮。舌淡红，苔薄黄，脉平。证治同前。方药：因近日有热象，前方加灯心草1g、金银花6g、竹叶6g，继服7剂。

三诊（5月18日）：患儿饮食稍增，饮水减少，仍有盗汗，大便偏干，每日一次，口角恢复正常，体重未增加。舌淡红苔薄白，脉平。前方减灯心草、金银花、竹叶，加生牡蛎10g（先煎），继服7剂。

四诊（2016年5月25日）：患儿主动索食，食量增加，睡眠安稳，无盗汗，大便正常，面色较前润泽，体重略有增加，舌淡红苔薄白，脉平。效不更方，守方调理两月。随诊患儿饮食正常，面色润泽，体重增加，疾病痊愈。

按：小儿厌食症多因脾胃虚弱，胃阴不足，脾运失健，肝脾不调，食滞胃脘所致。治疗从健脾和胃、滋养胃阴、消食导滞等方面着手。此患儿早产，体重轻，先天不足，"脾常不足、肾常虚"是小儿的生理特点，故治疗以健脾益肾，助运导滞为基本原则，治疗3月，病痊愈。

抽搐（肝火上炎证）

患者毕某，男，16岁。初诊：2020年11月11日。

主诉：反复发作全身不自主抽动8年，加重1月。

现病史：患者自8年前出现全身不自主抽动，后经治疗症状缓解。患者为运动员，近1月因考试压力过重再次出现全身不自主抽动，尤其以紧张劳累时频发，于外院针灸治疗效果不明显，为求进一步治疗，前来就诊。刻下症：反复发作全身不自主抽动，睡眠差，难以入眠，易醒，多梦，睡眠时长3～4小时，白天时有头晕，口苦，微咳，微盗汗，偶有心慌，饮食不香，小便黄，大便不畅。

查体：舌红，舌边红点，苔白腻，脉弦滑。

中医诊断：抽搐（肝火上炎证）。**西医诊断：**肌肉痉挛。

治法：平肝清热，化痰镇惊。

方剂：天麻钩藤饮、二陈汤合酸枣仁汤加减。

处方：黄芩 10g，陈皮 10g，天麻 10g，钩藤 15g（后下），酸枣仁 20g，茯苓 15g，牡丹皮 10g，川芎 10g，石菖蒲 10g，远志 10g，珍珠母 30g（先煎），柴胡 10g，清半夏 10g，百合 20g，知母 10g，酒大黄 10g，牛黄 0.1g。14 剂，水煎服，每日 1 剂，早晚分服。

二诊（11 月 25 日）：患者服上方后睡眠较前有所好转，不自主抽搐较前有所减少，大便通畅，咽干微痛，白痰，故上方去熟大黄，将清半夏改为法半夏，加金银花 20g，继服 7 剂。

三诊（12 月 2 日）：患者自诉服药后心情较前明显舒畅，睡眠可，偶有头胀，不自主抽搐基本消失，舌红，边可见红点，苔白，脉弦，上方加菊花 10g，继服 7 剂。

按：中医学认为抽搐之证必有痰，或因惊而痰聚，或因痰而致惊。而小儿病大多属脾土、肝木二经。肝只是有余，若肝木自旺，则为急惊，目直视或动摇，手足搐搦，风痰上壅，此为有余，宜伐木泻肝，降火清心。脾只是不足，若脾胃虚而肝木来侮，亦见惊搐动摇诸症，但其势微缓，名曰慢惊，宜补养脾胃。病多复杂，涉及脏腑多变，不可单一而论，樊兰英主任认为此病多由风、痰、火、虚所致，故遣方用药镇肝息风、化痰安神之品不可缺少。

患者未成年，平素饮食不调，起居不规律，学业压力较大，心情不舒导致肝郁气滞，脾胃虚弱，其中肝郁脾虚为根本。夜不能寐，厥阴失养，脾虚气血生化不足，母病及子，导致心血不足，心神不宁。阴虚阳亢，肝风内生，痰湿阻窍则导致全身不自主抽动。患者年少，气血生化之功仍充分，未至伤及气血的地步，但心肝之阴有所不足。综合舌脉，四诊合参，以祛风、化痰为主，养阴为辅进行治疗，遣方予天麻、钩藤祛肝风、平肝潜阳；二陈汤燥湿健脾化痰；珍珠母、酸枣仁、川芎、石菖蒲、远志镇静、安神、养心。百合、知母清心滋阴。熟大黄清热泄浊。牛黄用量极少，起引经镇惊祛痰的作用。服药的同时，对患儿进行心理上的劝导，后症状明显缓解，临床疗效显著。

男科病

阳痿（脾肾两虚证）

患者洪某，男，50 岁。初诊：2020 年 8 月 12 日。

主诉：反复早泄 1 年。

现病史：患者近 1 年勃起慢伴早泄，于多家医院就诊，症状不缓解。目前仍有早泄，气短倦怠，腰酸疼痛，阴囊湿热，心情低落，口黏，大便不成形伴质黏，小便调，眠欠佳，纳可。

查体：舌淡暗，舌下络脉迁紫，舌苔黄厚腻，脉弦滑。

中医诊断：早泄（脾肾两虚证）。**西医诊断：**早泄。

治法：健脾补肾燥湿。

方剂：右归丸加减。

处方：淫羊藿 12g，巴戟天 10g，蜈蚣 2 条，川续断 10g，桑寄生 10g，柴胡 10g，白芍 10g，生杜仲 10g，菟丝子 10g，枸杞子 10g，车前子 10g，黄柏 10g，肿节风 30g，草果 10g，酒大黄 6g（后下）。7 剂，水煎服，每日 1 剂，早晚分服。

二诊（8 月 19 日）：患者服药后阴囊潮湿减轻，大便不成形，早泄频次减少，勃起功能较前恢复，时间延长，仍气短倦怠，舌苔黄腻减退，仅根部为主，以上方去酒大黄，加生黄芪 20g、炒白术 10g，继服 7 剂。

三诊（8 月 26 日）：患者服上方后早泄明显减少，气短倦怠减轻，心情好转，遂按上方继续服用 14 剂。

四诊（9 月 18 日）：患者自诉早泄症状基本消失，阴囊无潮湿感，无口黏，目前大便溏，上方去黄柏、草果，加党参 10g、炙甘草 10g，继服 7 剂。

后随访，患者症状消失，已愈。

按：阳痿是指青壮年男子，由于虚损、惊恐、湿热等原因，致使宗筋失养而弛纵，引起阴茎痿弱不起，临房举而不坚，或坚而不能持久的一种病证。《素问·阴阳应象大论》和《灵枢·邪气脏腑病形》称阳痿为"阴痿"，《素问·痿论》中又称为"筋痿"："思想无穷，所愿不得，意淫于外，入房太甚，宗筋弛纵，发为筋痿。"《黄帝内经》把阳痿的病因归之于"气大衰而不起不用""热则纵挺不收""思想无穷，所愿不得"和"入房太甚"，认识到气衰、邪热、情志和房劳可引起本病。《诸病源候论·虚劳阴痿候》说"劳伤于肾，肾虚不能荣于阴器，故痿弱也"，认为本病由劳伤及肾虚引起。《济生方·虚损论治》提出真阳衰惫可致阳事不举。《明医杂著·男子阴痿》指出除命门火衰外，郁火甚也可致阴痿。明代《景岳全书》立"阳痿"篇，始以阳痿名本病。该书论述其病因病机和治疗都较全面。中医阳痿病因分为命门火衰型、心脾受损型、恐惧伤肾型、肝郁不舒型、湿热下注型。命门火衰型宜温补下元，兴阳祛痿；心脾受损型宜补益心脾，安神定志；恐惧伤肾型宜安神定志，益肾固精；肝郁不舒型宜疏肝解郁，理气活血；湿热下注型宜清化湿热，兴阳祛痿。

樊兰英主任认为当今社会生活压力较大，人们纵欲过多，多涉及脾肾两虚，多夹杂热、湿、瘀，不可单一看待。此患者已过半百，有性生活，思虑较重，故脾虚、肾亏无疑，必有情志不遂。故主方以右归丸加减为主，巴戟天、淫羊藿温肾壮阳，菟丝子、枸杞子滋补肾阴，诸药阴阳相济，可达到"阳得阴助而生化无穷"的目的。方中加川续断、桑寄生以增补肾、强腰膝之力；加柴胡、白芍疏肝理气；加草果以防诸药碍脾、化湿通便。阴囊湿热、舌苔黄腻可辨有火、有湿，故车前子、黄柏、熟大黄清热、燥湿、通便泄热。患者病久，故陈杂瘀血内阻经络，需破血力强之蜈蚣破瘀活血、通经活络，道通得以精微荣养则功能复生。患者服药后症状好转，待火、湿已去，可除清热燥湿之品，加益气健脾之药以增后天之功也。

杂病

梅核气（肝郁脾虚，痰气交阻证）

患者郭某，男，58岁。初诊：2020年9月11日。

主诉： 咽中异物感半年。

现病史： 患者半年前无明显诱因自觉咽中异物感，吞咽时感觉明显，喜清嗓，伴咽痛，偶有少量白痰，无咳嗽，纳食一般，睡眠浅，白日精神可，平素情绪低落，二便正常。

查体： 舌红，苔白略腻，脉弦。

中医诊断： 梅核气（肝郁脾虚，痰气交阻证）。

治法： 疏肝解郁，理气化痰。

方剂： 半夏厚朴汤加减。

处方： 法半夏10g，紫苏叶10g，厚朴10g，茯苓15g，枳壳10g，黄芩10g，柴胡10g，香附10g，陈皮10g，牛蒡子10g，生甘草10g，肿节风15g，干姜6g。7剂，水煎服，每日1剂，早晚分服。

二诊（9月18日）： 服药后咽痛减轻，异物感仍在，近几日两胁疼痛，舌脉同前。

处方： 法半夏10g，紫苏叶10g，厚朴10g，茯苓15g，枳壳10g，黄芩10g，柴胡10g，香附10g，陈皮10g，牛蒡子10g，生甘草10g，肿节风15g，干姜6g，地龙10g，豨莶草30g，醋延胡索10g。7剂，水煎服。

三诊（9月28日）： 服药后胁痛愈，情绪欠佳，咽部症状时轻时重，纳可，睡眠尚可，二便正常。舌脉同前。

处方： 法半夏10g，紫苏叶10g，厚朴10g，茯苓15g，枳壳10g，黄芩10g，柴胡10g，香附10g，陈皮10g，牛蒡子10g，生甘草10g，肿节风15g，干姜 6g，地龙 10g，栀子 10g，淡豆豉 10g。7 剂，水煎服。

四诊（10 月 12 日）：服药后情绪较前好转，但仍不喜外出及交流，当注意力移至他处时症状消失，近几日咽部疼痛。纳眠可，二便正常。舌红，苔薄黄，脉弦细。

处方：法半夏 10g，紫苏叶 10g，厚朴 10g，茯苓 15g，枳壳 10g，黄芩 10g，柴胡 10g，香附 10g，陈皮 10g，牛蒡子 10g，生甘草 10g，肿节风 15g，干姜 6g，栀子 10g，淡豆豉 10g，板蓝根 15g。服用 14 剂。

五诊（10 月 26 日）：服药后咽部异物感已不明显，近期情绪较平稳，清嗓不频繁，近 1 周双眼分泌物增多，结膜色红充血。舌边红，苔薄黄，脉弦细。

处方：法半夏 10g，紫苏叶 10g，厚朴 10g，茯苓 15g，枳壳 10g，黄芩 10g，柴胡 10g，香附 10g，陈皮 10g，生甘草 10g，肿节风 15g，干姜 6g，栀子 10g，淡豆豉 10g，菊花 10g，密蒙花 10g，白蒺藜 10g。服用 14 剂后停药，嘱其调畅情志。

随访半年病情平稳，未见反复。

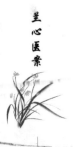

按：半夏厚朴汤出自《金匮要略·妇人杂病脉证并治》，"妇人咽中如有炙脔，半夏厚朴汤主之"。所谓"炙脔"，就是中医学常用以喻堵塞咽喉中的痰涎，吐之不出，咽之不下，古人称之为"梅核气"，临床女性尤其多见，但近些年因工作、家庭压力增大，男性患者亦不少见。梅核气多见于西医学的咽神经症、慢性咽炎。梅核气的另一典型表现为当患者专注于本身的病情时，感觉症状明显，甚至异物感、堵闷感加重，而当注意力转移至其他事情，如忙于工作、交谈、娱乐活动时，症状不明显或者消失。经耳鼻喉科检查往往无阳性结果，或仅为咽部慢性炎症。咽喉部为肝经所过之处，情志不畅、肝气不舒则津液聚而为痰，痰气相搏结于咽喉而发病。如气滞严重，以枳壳、香附、柴胡疏肝气，痰重则加陈皮、黄芩，咽痛则对症予牛蒡子、板蓝根、肿节风等清热之品。

本患者在治疗时，除半夏厚朴汤理气化痰外，另以栀子豉汤调情志，栀子豉汤出自《伤寒论》，"发汗吐下后，虚烦不得眠，若剧者，必反复颠倒，心中懊憹，栀子豉汤主之"，用以治疗太阳或阳明病，误汗、误下引起的烦热、心中懊恼、结痛等，经过多年的临床应用，可广泛应用于癫、狂、郁、不寐、虚烦等属热郁胸膈之证。

身冷（肺气不足，阴阳失调证）

患者韩某，女，64岁。初诊：2021年5月6日。

主诉：自觉身冷半年。

现病史：患者平素畏寒，半年前出现自觉身冷，得衣不缓解，畏风，体温正常，半年间服用很多温阳类中成药及汤药，症状未见减轻，自觉乏力，睡眠轻浅易醒。

查体：舌淡，苔薄白，脉弦。

中医诊断：身冷（肺气不足，阴阳失调证）。

治法：益气、调阴阳为主。

方剂：玉屏风散加减。

处方：生黄芪20g，防风10g，炒白术10g，桂枝10g，白芍20g，荆芥10g，葛根30g，巴戟肉10g，巫山淫羊藿12g，豨莶草30g。7剂，水煎服。

二诊（5月14日）：服药后身冷减轻，仍睡眠欠佳。舌脉同前。

处方：生黄芪20g，防风10g，炒白术10g，桂枝10g，白芍20g，荆芥10g，葛根30g，巴戟肉10g，巫山淫羊藿12g，豨莶草30g，干姜10g，酸枣仁20g。7剂，水煎服。

三诊（5月26日）：症状逐渐减轻，近几日腹胀明显，食欲不振，双下肢轻度凹陷性水肿。舌淡，苔薄白略腻，脉弦细。

处方：生黄芪20g，防风10g，炒白术10g，桂枝10g，白芍20g，荆芥10g，葛根30g，巴戟肉10g，巫山淫羊藿12g，豨莶草30g，干姜10g，酸枣仁20g，砂仁10g，大腹皮10g。7剂，水煎服。

四诊（7月02日）：服上方后诸症缓解，遂停药，近两日出现反复，睡眠欠佳。舌淡，苔薄白，脉细。

处方：生黄芪20g，防风10g，炒白术10g，桂枝10g，白芍20g，荆芥

10g，葛根 30g，巴戟肉 10g，巫山淫羊藿 12g，豨莶草 30g，干姜 10g，酸枣仁 20g，砂仁 10g，合欢皮 30g。7 剂，水煎服。

五诊（7 月 9 日）：药后症减，以 7 月 2 日方继服 7 剂后停药。

按：患者以自觉身冷为主，然服用大量温阳药物而无效，辨其症状，除见有虚寒证的表现外，同时见有气虚证的表现，《灵枢·刺节真邪》云："真气者，所受于天，与谷气并而充身也。"一身之气可分阴阳，一身之气不足，实为阴气与阳气的不足，故气虚可出现在热性或寒性疾病的过程中，气虚可兼有热证或寒证的表现。本患者有阳气虚的表现，但既往服用多种温阳类中成药及汤剂皆不能缓解，实则以气虚为主，治疗时以益气佐温阳药，7 剂而显效，余以对症治疗，月余则病愈。

自汗（卫气不足，营卫失和证）

患者李某，男，59 岁。初诊：2020 年 8 月 17 日。

主诉：多汗 1 年余。

现病史：患者于 1 年前出现多汗，白天严重，伴乏力、气短。换季时易患过敏性鼻炎，鼻流清涕不止，平日怕冷，无口干、口苦。纳眠可，二便调。

查体：舌胖大，舌苔厚腻，脉浮缓。

中医诊断：汗证（卫气不足，营卫失和证）。**西医诊断**：自主神经功能紊乱。

治法：益气固表止汗，兼调和营卫。

方剂：玉屏风散合桂枝汤加减。

处方：生黄芪 30g，防风 10g，炒白术 10g，桂枝 10g，白芍 20g，五味子 10g，炙龟甲 10g，浮小麦 30g，生龙骨 30g（先煎），菝葜 30g，当归 15g。7 剂，水煎服。

注意事项：防寒保暖，换季时戴口罩。

二诊（8 月 24 日）：患者诉服药后汗多较前缓解，乏力、气短等症状较前缓解，舌胖大，舌苔厚腻，脉浮缓，考虑患者舌苔仍厚腻，故加草果 10g，继服 7 剂。

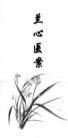

三诊（9月14日）：患者诉汗多、乏力、气短等症状均较前明显缓解，此次就诊患者诉夜间睡眠欠佳，口干，小腹部时有胀满不适，故加用酸枣仁20g、麦冬10g、乌药10g对症治疗，余方药同前。

按：汗证是内伤杂病中经常会遇到的一类疾病，分为自汗和盗汗两类，《明医指掌·自汗盗汗心汗证》对自汗、盗汗的名称作了恰当的说明："夫自汗者，朝夕汗自出也。盗汗者，睡而出，觉而收，如寇盗然，故以名之。"早在《黄帝内经》即对汗的生理及病理有了一定的认识，明确指出汗液为人体津液的一种，并与血液有密切关系，所谓血汗同源，故血液耗伤者，不可再发其汗。汉代张仲景《金匮要略·水气病脉证并治》记载了盗汗的名称，并认为由虚劳所致者较多。明代张景岳《景岳全书·汗证》对汗证做了系统的整理，认为一般情况下自汗属阳虚，盗汗属阴虚，但"自汗盗汗亦各有阴阳之证，不得谓自汗必属阳虚，盗汗必属阴虚也"。清代叶天士《临证指南医案·汗》谓："阳虚自汗，治宜补气以卫外；阴虚盗汗，治当补阴以营内。"汗证西医对应甲状腺功能亢进、自主神经功能紊乱、更年期综合征等疾病引起的出汗症状。

具体到此患者，其诉平日汗多，伴乏力、气短，且白天严重，为卫气不足、卫表不固的表现，卫表不固、营卫失和则换季遇冷易患过敏性鼻炎，鼻流清涕不止。舌胖大，舌苔厚腻，脉浮缓亦为卫气不足、营卫失和的表现。综上所述，该患者辨证属卫气不足、营卫失和证，治以益气固表止汗，兼调和营卫为法，方选玉屏风散合桂枝汤加减，方中黄芪益气固表止汗，用量偏大为君药，白术健脾益气，助黄芪以加强益气固表之功，防风走表而散风御邪，三药共用，组成玉屏风散，有益气固表、扶正祛邪之功。桂枝、芍药取自桂枝汤，一收一散，可调和营卫、阴阳。加用五味子、炙龟甲、浮小麦、生龙骨，更进一步加强收敛固涩、滋阴潜阳的作用。菝葜调节免疫，当归补血活血，诸药合用，共奏益气固表止汗、调和营卫之功。

樊兰英主任认为，汗证在中老年患者中常见，多为卫气不足、营卫失和所致，重者可由于常年失治、津液流失而出现阴阳失调，所以治疗时应辨证施治，属自汗者，临床辨证多为卫气不足、营卫失和，治以益气固表止汗，兼调和营卫为法，樊兰英主任临床常选用玉屏风散、桂枝汤、牡蛎散等方剂加减调治，属盗汗者，临床辨证多为阴阳失调，治以调和阴阳为法，方选六味地黄丸，并加用滋补肾阴、肾阳之品。在辨证论治的基础上，樊兰英主任再配以具有收敛固涩、滋阴潜阳作用的单味药，如五味子、炙龟甲、浮小麦、生龙骨等以增强疗效。此外，久汗易耗伤津液，临床可酌加当归、麦冬等补血生津之品。在治疗甲亢引起的出汗时，酌加沙参、麦冬、知母等滋阴清热之品。临床还可见到湿热所致的汗证，治疗以清湿热为主，佐以收涩。

自汗（心脾两虚，阴阳失调证）

患者张某，女，72岁。初诊：2015年11月2日。

主诉：频繁汗出5年，加重3月。

现病史：患者5年前开始出现时有汗出，烘热，伴心悸气短，入睡困难，眠差多梦，近3月来诸症明显加重，曾服用中药治疗，无明显效果，故而来诊。刻下症：汗出频作，面部烘热，后背发凉，心悸气短，失眠多梦，心烦胸闷，纳可，二便调。

查体：面色㿠白无华，舌质嫩，舌苔薄白，脉弦细。

既往史：冠状动脉硬化性心脏病病史18年。

中医诊断：自汗（心脾两虚，阴阳失调证）。

治法：健脾益气，养心安神，固表止汗。

方剂：生脉散加味。

处方：太子参30g，麦冬10g，五味子10g，淫羊藿10g，巴戟天10g，白芍10g，炙甘草10g，炙龟甲10g（先煎），炒酸枣仁30g，珍珠母30g（先煎），浮小麦30g，茯神10g。7剂，水煎服，每日1剂，早晚分服。

二诊（11月9日）：服药后患者汗出量减少，心悸、胸闷、气短减轻，仍汗后背冷，恶风，需加衣物，无烘热心烦，梦减少。舌脉同前。上方加防风10g、生黄芪15g、白术10g，继服14剂。

三诊（11月30日）：药后只在活动后有汗出，汗后仍背凉，但已无需加衣物，偶感乏力，眠可。舌质淡红稍嫩，舌苔薄白，脉弦细。上方加桂枝10g，继服7剂。

两月后随访，诉药后诸症缓解，无明显不适，为巩固疗效，又就近抄方14剂服用。病告愈。

按：汗为心之液，汗出过度伤及心阴，患者冠状动脉硬化性心脏病日久，气虚血瘀，气阴两虚，胸阳不振，脏器虚损阴阳失调，遂用益气养阴、和阳敛汗之法，生脉散益气敛阴止汗，淫羊藿、巴戟天补阳，白芍、麦冬补阴，炙龟甲滋阴潜阳，且寓阴中求阳，阳中求阴，以期阴阳平衡之意，随症加减，效果显著。

消渴病（脾虚湿盛证）

患者王某，女，31岁。初诊：2020年9月2日。

主诉：发现血糖升高1周。

现病史：患者1周前于体检时发现血糖升高，空腹血糖最高达12mmol/L，自觉乏力，口干，口黏，周身困重，大便溏稀，纳眠可，小便调。

查体：形体偏胖，舌苔黄腻，脉沉弦。

中医诊断：消渴病（脾虚湿盛证）。**西医诊断**：2型糖尿病。

治法：健脾祛湿。

方剂：六君子汤加减。

处方：菝葜30g，地骨皮30g，生麦芽30g，鬼箭羽10g，炒薏苡仁30g，竹叶10g，白豆蔻10g（后下），肿节风30g，陈皮10g，茯苓15g，炒白术15g，生黄芪30g，党参10g，生甘草10g，法半夏10g。14剂，水煎服。

注意事项：嘱患者减重，适量运动，低盐低脂糖尿病饮食。

二诊（9月30日）：患者诉服药前空腹血糖最高达12mmol/L，服药1月后空腹血糖逐渐降至6.5～7.0mmol/L，口干，口黏，周身困重好转，大便由溏稀转为正常，体重减轻4kg，纳眠可，二便调。舌苔黄腻，脉沉弦。以上方加草果10g，继服14剂。

三诊（11月2日）：患者诉经过2个多月的治疗，现血糖趋于平稳，口干，口黏，周身困重均较前明显缓解，服药后时有胃部不适，纳眠可，二便调。舌苔薄黄，脉沉弦。以上方加益母草、焦神曲各15g，继服14剂。

按：本例患者形体偏胖，自觉乏力，素体脾虚，脾不运化，则水液聚湿生痰，津液不能上承，则口干、口黏。大便偏稀，舌苔黄腻，脉沉弦亦为脾虚湿盛之征，故本患者辨证为脾虚湿盛，治以健脾祛湿为法，方选六君子汤加减。方中菝葜、地骨皮、生麦芽、鬼箭羽四味药药理学研究显示有明确的降低血糖的作用，临床中有用此四味药加味治疗两年停用了所有降糖药的病例。炒薏苡仁、竹叶、白豆蔻清利脾胃湿热，合六君子汤健脾益气，燥湿化痰。肿节风清热解毒。患者舌苔黄腻，加草果燥湿化浊。全方合用，共奏健脾祛湿之功。后随症酌情加减用药，且患者饮食、运动方面均较为配合，故取得了满意的降糖效果。

百合病（阴虚火旺证）

患者刘某，女，76岁。初诊：2020年11月2日。

主诉：情绪烦乱，睡眠不佳1月余。

现病史：患者1月余前因老伴去世及子女争遗产打击出现情绪烦乱，心神不宁，睡眠不佳，每晚需服用催眠药才能入睡，时有燥热，伴出汗，口干，口苦，纳可，小便调，大便时干时稀。

查体：舌红，苔黄厚，脉弦。

中医诊断：百合病（阴虚火旺证）。**西医诊断**：焦虑抑郁状态。

治法：滋阴清热。

方剂：百合知母汤合柴胡剂加减。

处方：当归15g，知母10g，百合15g，柴胡10g，黄芩10g，清半夏10g，茯神10g，玫瑰花10g，生黄芪30g，炙龟甲（先煎）30g，桂枝10g，白芍15g，酸枣仁20g，珍珠母（先煎）30g，石菖蒲10g，远志10g。7剂，水煎服。

注意事项：保持心情舒畅。

二诊（11月16日）：患者诉口干、心烦、燥热汗出均有所好转，仍睡眠不佳，口苦，纳可，小便调，大便时干时稀。舌红，苔黄厚，脉弦。以上方减当归、玫瑰花，加酒大黄10g、龙胆草10g，继服7剂。

三诊（11 月 23 日）：患者诉服药后诸症状均明显缓解，睡眠质量好转，纳可，小便调，大便时干时稀。舌红，苔薄黄，脉弦。考虑患者症状缓解，继服前方 7 剂以巩固疗效。

按：百合病多发生在热病之后，余热未尽；亦可因情志不遂，郁而化火，灼伤心肺所形成。其临床表现以精神恍惚不定，口苦，小便赤，脉微数为特征。早在汉代，医圣张仲景即在《金匮要略·百合狐惑阴阳毒病脉证并治》中首次提出百合病的病名、病因、证候、诊断及治疗。"百合病者，百脉一宗，悉致其病也。意欲食，复不能食，常默默，欲卧不能卧，欲行不能行，欲饮食，或有美时，或有不用闻食臭时，如寒无寒，如热无热，口苦，小便赤，诸药不能治，得药则剧吐利，如有神灵者，身形如和，其脉微数。"治疗以养阴清热、润养心肺为原则，应从具体病情出发而随证论治。现代研究认为本病似属神经系统疾病中的精神分裂症，或类似神经症之一的焦虑症和病后的神经衰弱症等，也有人认为属西医学的慢性疲劳综合征。

近年来，随着生活节奏的加快，生活压力的加大，临床上焦虑、抑郁的患者明显增多，特别是围绝经期妇女发病率很高。许多人治疗此病以疏肝解郁为法，但樊兰英主任临床中，多用百合知母汤合柴胡剂治疗，心中懊恼者合栀子豉汤，喜悲伤欲哭者合甘麦大枣汤，眠差梦多者合酸枣仁汤。另外，辨证调护也很重要，要多向患者做思想工作，嘱其避免不良情绪刺激，解除心中忧虑，方能彻底治愈。

具体到本案，患者因老伴去世及子女争遗产打击出现情绪烦乱、心神不宁，符合百合病表现，为脏阴不足，有干燥躁动之象，心肺阴虚，五脏失于濡养，故情绪烦乱，心神不宁，五志之火内动，上扰心神则睡眠不佳，入睡困难，时有燥热汗出，口干，口苦。舌红，苔黄厚，脉弦也为阴虚火旺的表现，故本例患者辨证为阴虚火旺，治以滋阴清热为法，方选百合知母汤合柴胡剂加减。方中知母、百合滋阴清热；当归、茯神、远志养血安神；柴胡、黄芩、清半夏、玫瑰花疏肝泻火，和解少阳；患者汗多，加用生黄芪、炙龟甲、桂枝、白芍益气潜阳，调和营卫而止汗；患者入睡困难，加用酸枣仁、珍珠母、石菖蒲滋阴潜阳，重镇安神以助眠，诸药合用，共奏滋阴清热之功效。

甲状腺结节（肝胆湿热证）

患者刘某，女，60岁。初诊：2021年5月31日。

主诉：发现甲状腺结节两周。

现病史：患者两周前于协和医院检查，提示甲状腺抗体A-Tg3186IU/mL，A-TPO > 600IU/mL；B超提示甲状腺弥漫性病变，多囊实性结节。患者为求进一步治疗，前来就诊。刻下症：患者自诉脖颈部无不适症状，咽部异物感，口苦，心烦急躁，口中异味，脐周时有疼痛，大便不成形，质黏，眠欠佳，小便微黄。

查体：舌红暗，苔白，脉弦。

中医诊断：瘿病（肝胆湿热证）。

方剂：自拟清热利湿散结方。

处方：柴胡10g，黄芩10g，金钱草30g，陈皮10g，厚朴10g，生甘草10g，清半夏10g，竹叶10g，白豆蔻10g，生薏苡仁30g，肿节风15g，酒大黄6g，醋延胡索10g，丹参20g，茯苓15g。7剂，水煎服，每日1剂，早晚分服。

二诊（6月7日）：患者自诉服药后面色较前好转，咽部异物感减轻，黑眼圈变淡，口中无异味，症状较前均明显好转，巩膜黄染，舌红，白苔，上方加茵陈20g，继服12剂。

三诊（6月21日）：患者服药后面色较前红润，无口干口苦，偶有夜间咳嗽，右侧视物黑蒙，小便不畅，大便调，舌红苔白。上方去金钱草、茵陈，加牡丹皮10g、生地黄15g，继服6剂。

四诊（6月28日）：患者自诉服药后脐周腹痛明显减轻，口干减轻，偶有夜间咳嗽，夜间口涎多，大便日3行，舌红，苔厚，上方去生地黄、牡丹皮，加射干10g、紫菀10g，7剂继服。

五诊（7月5日）：患者夜咳、口涎多较前明显减轻，已无腹痛，时有关节肌肉酸痛，舌苔较前变薄，上方去醋延胡索，加豨莶草30g，继服7剂。

后随访，患者不适症状消失。

按：甲状腺结节、甲状腺肿等属于中医古籍记载中"瘿病""瘿瘤""瘿囊"的范畴，又可细分为"气瘿""石瘿""肉瘿"等。早在战国时期《庄子·德充符》即有"瘿"的病名记载。《诸病源候论·瘿候》认为："诸山水黑土中，出泉流者，不可久居，常食令人作瘿病，动气增患。"指出瘿病的病因主要是情志内伤及水土因素。《三因极一病证方论·瘿瘤证治》主要根据瘿病局部证候的不同，提出了另外一种分类法："坚硬不可移者，名曰石瘿；皮色不变，即名肉瘿；筋脉露结者，名筋瘿；赤脉交络者，名血瘿；随忧愁消长者，名气瘿。"《外科正宗·瘿瘤论》认为"夫人生瘿瘤之症，非阴阳正气结肿，乃五脏瘀血、浊气、痰滞而成"，指出瘿瘤主要由气、痰、瘀壅结而成，发展了本病的病机，该书所载海藻玉壶汤等方至今仍为临床所习用。本例患者女性，易心烦急躁，情志不舒，肝郁日久，克伐脾土，脾虚运化失司，气滞痰阻互结，故至咽部异物感。无形之邪郁久化热，津液耗损，痰湿热炼呈形，故见结节。湿热内阻中焦，上乘则口中异味，下移则大肠湿热，大便黏腻不畅，脾胃运化水谷精微受阻，气血生化虚弱，上输于肺不足，无以濡养散布皮肤肌表，故面色无华。舌红暗，苔白，脉弦，证属肝胆湿热、气滞痰阻，予以清热利湿、疏肝散结之法治之。柴胡、黄芩、金钱草、生薏苡仁、白豆蔻、淡竹叶为樊兰英主任常用经验组方，柴胡、黄芩、金钱草定位在肝胆，上疏肝利胆散热、清热燥湿，下利湿导热，重在清肝胆湿热，热重于湿证。生薏苡仁、白豆蔻、淡竹叶定位在脾胃中焦，以温中健脾祛湿为主，重在清脾胃之湿热，湿重于热之象。六味药物协同起到靶向精准、功效力强的特点。半夏、厚朴、茯苓、陈皮、生甘草是临床常用的经典方剂，其中半夏厚朴汤治疗梅核气效果显著，二陈汤理气、燥湿、化痰、健脾之功明显，另外可改善患者情志。酒大黄缓下通便，祛湿降气。肿节风祛风散结消肿抗炎，对结节、肿瘤等疾患疗效甚佳。醋延胡索入肝经，行气活血止痛。丹参类四物，既可凉血活血化瘀，又可养血补血。患者初服药物，效果明显，自诉巩膜黄染，考虑胆经湿热，故加茵陈利胆利湿，二诊服药后湿热大去，因寒凉之品过多，肝阴不足，虚火上扰，故去金钱草、茵陈，加牡丹皮、生地黄凉血滋阴、平肝。患者服药21剂后症状明显好转，心情舒畅，面色较前明显有光泽。后出现的咳嗽、咽炎、关节酸痛则随症治之，疗效显著。

虚劳（肝郁脾虚证）

患者秦某，男，33岁。初诊：2021年9月12日。

主诉： 气短倦怠1月。

现病史： 患者1月前出现气短倦怠乏力，压力大时出现腹部疼痛，时常感到胃脘部冷，大便溏，小便调，眠欠佳，纳可。

查体： 舌淡，苔白，脉弦细。

中医诊断： 虚劳（肝郁脾虚证）。**西医诊断：** ①亚健康状态；②肠易激综合征。

方剂： 温脾汤合竹叶薏米散加减。

处方： 党参10g，生黄芪20g，炒白术10g，炙甘草10g，竹叶10g，生薏苡仁30g，白豆蔻10g（后下），干姜10g，黑附片10g（先煎），酒大黄6g（后下），酸枣仁20g，砂仁10g（后下），片姜黄10g，茯苓15g，白梅花10g。7剂，每日1剂，水煎服，早晚分服。

二诊（10月10日）：患者服药后气短倦怠明显减轻，近期鼻塞，口干，头部汗出，仍大便溏，舌尖红，苔白，脉弦滑。

处方： 金银花20g，蒲公英30g，败酱草30g，辛夷10g，苍耳子15g（先煎），竹叶10g，白豆蔻10g（后下），生薏苡仁30g，清半夏10g，黄芩10g，浮小麦30g，生牡蛎30g（先煎），射干10g，紫菀10g，炙枇杷叶30g，7剂。

三诊（10月24日）：患者上方服用后鼻塞、头汗出、口干等症状消失，目前仍以乏力倦怠、大便稀溏为主，伴心烦，头部皮肤瘙痒，较前掉脱发多，舌嫩苔白，脉细。

处方： 黑附片10g（先煎），干姜10g，党参10g，白术10g，生黄芪20g，炙甘草10g，竹叶10g，白豆蔻10g（后下），炒薏苡仁30g，川芎10g，菝葜30g，白鲜皮30g，皂角刺15g，何首乌10g，黑芝麻10g，苦参10g。14剂，水煎服，每日1剂，早晚分服。

按： 患者正值壮年期，理应精气神佳、体力强，但因工作繁忙、精神压力大、饮食不规律、起居不规律等原因，导致患者处于目前常说的"亚健康

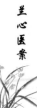

兰心医案

· 146 ·

状态"，属于中医未病先防的阶段。中医早在《黄帝内经》时期甚至更早就注意到了体质和疾病的关系，如《灵枢经》中提到"五脏皆柔弱者，善病消瘅""小骨弱肉者，善病寒热"等，目前体质划分大致为9种：平和质、阳虚质、阴虚质、气虚质、痰湿质、气郁质、湿热质、血瘀质和特禀质。亚健康状态致病因素多有虚、郁、痰湿，尽管未患疾病，但病机已启动，产生了阴阳失调、气血亏损、气血瘀滞或某种病理产物的积聚。虚证主要由于先天不足、后天失养，或者随着年龄增长自然衰老导致脏腑功能衰退、正气内虚不足以抗外邪；气郁则多有情志不舒、气机郁滞致病，常兼血瘀、化火、痰结、食滞等，日久影响脏腑及耗损气血阴阳。痰湿多由外感寒湿、饮食不节、阳气虚弱等导致，其中脾阳不足导致健运失司为关键。

此男性工作压力较大，故情志不遂，肝气郁结，知肝传脾，加之饮食不节，故脾胃虚弱、脾阳不足，阴寒湿邪内结，导致气短倦怠、怕凉、大便稀溏；气滞郁结，气机不畅，寒湿内阻不通则出现疼痛。综合舌脉，四诊合参，患者证属肝郁脾虚，以虚为主证。西医学中的肠易激综合征的病机多为肝强脾弱。樊兰英主任抓住脾阳虚这一关键，施予温脾汤，此温脾汤出自《备急千金要方》，主治脾阳不足，阴寒内盛，寒积中阻证。治疗方法以攻下冷积，温补脾阳为主。本方证虽属寒积内蕴，但脾阳不足是为致病之本，若纯用攻下，必更伤中阳；单用温补，则寒积难去，唯攻逐寒积与温补脾阳并用，方为两全之策。方中附子配大黄为君，用附子之大辛大热温壮脾阳，解散寒凝，配大黄祛内蕴之寒湿。干姜温中助阳，助附子温中散寒，均为臣药。暗含参苓白术散益气健脾，加竹叶薏米散加强通利三焦、温中化湿、通调水道之功。白梅花疏肝理气，配片姜黄起止痛作用，为何此处止痛选姜黄呢？姜黄味辛、苦，归肝经，可入气入血，入脾治气，入肝治气中之血，姜黄辛散温通，长于走窜，能活血行气，通经止痛；干姜、附子辛甘大热，长于温散，能补火助阳，散寒止痛；其苦寒可制大热之性。患者服用7剂后气短倦怠减轻，但大便仍溏，出现鼻咽干，头汗出，反思后考虑辛热之品太过导致热郁于肺，灼伤肺阴，炼液成痰，热入血分，故除上方附子、干姜、黄芪、党参、砂仁等温热之药，先清肺中之热，润肺化燥、凉血敛阴除热，祛湿之薏豆散贯彻始终。患者服7剂后症状消失，因有事停药1周后再次就诊，继续予以益气温中健脾之温脾汤，但根据以往表现，以防热伤阴血，故方中加苦参、白鲜皮、皂角刺等品以凉血清热，何首乌、黑芝麻滋阴血补肾，服用14剂后随访患者，症状明显缓解，大便成形。

所以从此病例治疗过程中可见，辨证要准确，选方用药要谨慎，药性间的相互影响、药量的多少导致气血、脏腑传变的问题都需要注意。患者服药后的症状变化是有原因的，据症辨析，及时进行方药的调整，总结治疗过程中出现的各种问题，从而避免以后再次出现此类情况。

湿阻（肝胆湿热证）

患者宋某，女，71岁。初诊：2020年9月9日。

主诉：身体困重两月余。

现病史：患者近两月身体困重，乏力倦怠，口苦，心烦急躁，口干，偶有腹胀，时情绪低落，纳少，眠可，小便黄，大便不畅。

查体：舌质暗，舌苔黄略腻，少津液，脉弦滑。

既往史：高脂血症。

中医诊断：湿阻（肝胆湿热证）。**西医诊断**：高脂血症。

治法：清热利湿。

方剂：小柴胡汤合平胃散加减。

处方：柴胡10g，黄芩10g，金钱草30g，苍术10g，陈皮10g，厚朴10g，生甘草10g，清半夏10g，枳壳10g，竹叶10g，白豆蔻10g（后下），生黄芪20g，酒大黄6g，肿节风15g，麦冬10g。7剂，水煎服，200mL，每日1剂，早晚分服。

二诊（9月16日）：患者自诉服药后身体困重较前减轻，口干口苦减轻，心烦减轻，二便较前通畅，舌苔腻较前变薄，所谓效不更方，继予7剂，水煎服，200mL，每日1剂，早晚分服。

后随访，患者身体困重感消失，无明显不适，已愈。

按：由于现今生活水平提高，许多人的情志、饮食、起居发生了变化，不注意调护，多见逐渐形成痰饮、水湿、热毒、瘀血等病理产物留于体内，

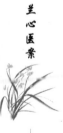

兰心医案

日久致病。目前情志方面问题尤为凸显，很多疾病可由郁而起。郁者，抑而不通之义。丹溪先生曾云"气血冲和，百病不生，一有怫郁，诸病生焉"，又制六郁之论，立越鞠丸以治郁。六郁曰气、曰湿、曰热、曰痰、曰血、曰食，以香附、川芎、苍术开郁利气为主，辅以栀子清热，神曲消食解郁。此患者为年高女性，因长期情志不遂而导致气机郁结，气郁则湿滞，湿滞则成热，热郁而成痰，痰滞而血不行，血滞而食不消化。气郁不行则腹胀；湿滞郁热而出现身重、口干、心烦，所以湿热为标。虽年高有虚，但先以指标为主，但同时重视脾胃根本。

《黄帝内经》曰"木郁达之，火郁发之，土郁夺之，金郁泄之，水郁折之"，给出了郁病治则治法。盖凡木郁，乃少阳胆经半表半里之病，故使其畅茂调达；火在木中，火郁需达之以发之；土郁夺之，分上、下之夺；解表二字，足以泄金郁之义；水郁不通，可调其气而愈，"膀胱者州都之官，津液藏焉，气化则能出矣"；肺为肾水上源，凡水道不通者，升举肺气使上窍通则下窍通；另水之所畏者土也，土衰不能制之，而寡于畏故妄行，惟补脾土能制水，以上为"折"之义也。樊兰英主任深明辨证要点，遣小柴胡汤中柴胡、黄芩、清半夏以舒肝胆、散邪热。平胃散中苍术、厚朴、陈皮，另加枳壳等，以健脾燥湿化痰、理气降逆，健脾胃以治水。淡竹叶清心利尿。黄芪益气扶正、升举肺气，熟大黄泻火通便，上下相通则气机自通，水道通则水湿代谢通畅，则身体困重、腹胀、心烦可缓解。明病机，辨生克，善用法，掌药性，则病自除。

不寐（脾胃虚弱证）

患者马某，男，35岁。初诊：2021年10月18日。

主诉：睡眠不安两周。

现病史：患者近两周睡眠不安，易醒，白天气短倦怠，无腹胀反酸，大便软，小便调，纳可。

查体：身高171cm，体重90kg，腰围95cm；舌淡红，边齿痕，苔白略腻，脉沉细。

既往史：脂肪肝。

中医诊断：不寐（脾胃虚弱证）。**西医诊断**：①失眠；②脂肪肝。

治法：温中健脾安眠。

方剂：温脾汤加减。

处方：干姜10g，附子10g，肿节风30g，陈皮10g，茯苓15g，炒白术15g，黄芪20g，党参10g，生甘草10g，巴戟肉10g，酒大黄6g，炙淫羊藿10g，白豆蔻10g（后下），炒薏苡仁30g。7剂，水煎服，每日1剂，早晚分服。

二诊（10月25日）：患者服药后自诉睡眠较前明显安稳，气短倦怠减轻，略口干，腻苔已去，上方加知母10g、麦冬10g，继服7剂。

后随访，患者无明显不适，已愈。

按：失眠在《黄帝内经》中称为"目不瞑""不得眠""不得卧"。《素问·逆调论》记载"胃不和则卧不安"，是指"阳明逆不得从其道""逆气不得卧，而息有音者"，后延伸为凡脾胃不和，痰湿、食滞内扰，以致寐寝不安者均属于此。《难经》最早提出"不寐"这一病名，《难经·四十六难》认为老人不寐的病机为"血气衰，肌肉不滑，荣卫之道涩，故昼日不能精，夜不得寐也"。张仲景在《伤寒论》及《金匮要略》中记载了用黄连阿胶汤、酸枣仁汤治疗失眠。张景岳《景岳全书·不寐》较全面地归纳和总结了不寐的病因病机及其辨证施治方法："寐本乎阴，神其主也，神安则寐，神不安则不寐。其所以不安者，一由邪气之扰，一由营气之不足耳。"还认为"饮浓茶则不寐，心有事亦不寐者，以心气之被伐也"。《医宗必读·不得卧》将失眠原因概括为"一曰气盛，一曰阴虚，一曰痰滞，一曰水停，一曰胃不和"五个方面。所以失眠是由于情志、饮食内伤，病后及年迈，禀赋不足，心虚胆怯等病因引起，主要表现为睡眠时间、深度的不足，以及不能消除疲劳、恢复体力与精力，轻者入睡困难，或寐而不酣，时寐时醒，或醒后不能再寐，重则彻夜不寐。

患者正值壮年，本应气血充足，脾胃强壮，但因其饮食不节、贪凉等不良的生活习惯，出现脾胃虚弱，脾阳气不足，运化虚弱，寒湿内生，蓄积日

久，身体肥胖。后天之本生化气血不足，气虚无以上承精微，血虚无以荣养心脑，脑髓失养，心神失养，湿久化痰阻滞清窍则不寐。樊兰英主任治不寐之疾，重脾胃之功，辨虚实，定脏腑，判寒热，故此例以温脾汤加减治之。方中干姜、附子、巴戟天、淫羊藿、白豆蔻等温补中阳，助阳化气，加黄芪、党参、茯苓、白术、甘草以增化气之功，增运化之力。痰湿阴邪，甘温化气化湿，配白豆蔻、炒薏苡仁、熟大黄增强化湿泄浊之效。待寒去、湿去，加知母、麦冬略养心阴、调和余药热性。所以从此类病例可知，治疗不寐切不可一味地予寒凉滋腻之品以清热化痰、滋阴养心，需因人而异、因时而异、因地而异，寒热不同也。

不寐（肝郁脾虚，湿热内蕴证）

患者李某，女，63 岁。初诊：2021 年 2 月 24 日。

主诉：睡眠不佳两周。

现病史：患者两周前开始出现睡眠不佳，难以入眠，多梦易醒，夜间 2～3 点汗出多，时有头晕头痛，平素心烦急躁易怒，气短倦怠，身体困重，口苦口黏，偶有恶心，上腹胀闷不适，溲黄，大便黏，排便无力，3 日 1 行。

查体：舌红暗，苔白腻厚，脉弦滑。

中医诊断：不寐（肝郁脾虚，湿热内蕴证）。**西医诊断：**失眠。

治法：疏肝解郁，清热利湿。

方剂：平胃散合竹叶薏米散加减。

处方：柴胡 10g，黄芩 10g，金钱草 30g，苍术 10g，陈皮 10g，厚朴 10g，生甘草 10g，醋延胡索 10g，清半夏 10g，竹叶 10g，白豆蔻 10g（后下），生薏苡仁 30g，酒大黄 10g（后下），肿节风 15g，玫瑰花 10g。7 剂，水煎服，每日 1 剂，早晚分服。

二诊（3 月 3 日）：患者服药后口苦、口黏较前减轻，睡眠有所好转，夜间汗出减少，舌苔厚腻较前变薄，时有右侧胁肋窜痛，仍思虑过重，故上方去玫瑰花，加川楝子 9g，继服 14 剂。

三诊（3 月 17 日）：服用上方后患者胁肋窜痛明显好转，心烦较前好转，睡眠尚可，无明显汗出，偶有头晕困重，腹部为怕凉，仍口黏，舌红，舌苔白，脉弦，上方去苍术、厚朴，加茯苓 15g、玫瑰花 10g、干姜 6g，继服 7 剂。

四诊（3 月 24 日）：患者自诉此次服药后睡眠可，无胁痛，心情舒畅，腹胀怕凉明显好转，继服上方 7 剂以巩固疗效。

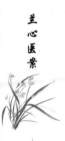

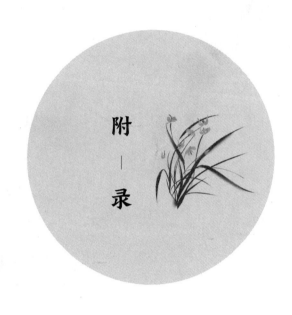

附 — 录

诊法心得

一、三才具备，四诊合参

"三才"的认识有两方面，广义体现为"天、地、人合一"的理念，狭义根据人体自身的"阴阳、虚实、脏腑经络"进行辨证理解。

天人合一：《易·说卦》曾云："是以立天之道，曰阴与阳；立地之道，曰柔与刚；立人之道，曰仁与义。兼三才而两之，故《易》六画而成卦。"古人根据对宇宙、天气、天地日月星辰的认识，提出"天人合一"的重要思想，形成《黄帝内经》学术体系的核心思想，如《素问·宝命全形论》有云"人以天地之气生，四时为法成"，《素问·天元纪大论》文中提到"太虚寥廓，肇基化元，万物资始，五运终天……生生化化，品物咸章"，《素问·五常政大论》曰"气始而生化，气散而有形，气布而蕃育，气终而象变，其致一也"，《灵枢·本神》"天之在我者德，地之在我者气也，德流气薄而生者也"，均提示天地、自然为万物造物者，而人的生命源于天地之气，自然为人类生存及生命演化提供适宜环境与物质基础。樊兰英主任在诊疗期间，会考虑时令、节气等因素对人体的影响，如患者所处环境（北方多寒冷、南方多湿热），季节（春季多风易袭表、夏季暑热耗气伤津夹湿、冬季寒冷侵袭多伤肾等）。

阴阳、五行、脏腑经络：《素问·阴阳应象大论》有云："阴阳者，天地之道也，万物之纲纪，变化之父母，生杀之本始，神明之府也。治病必求于本。故积阳为天，积阴为地。阴静阳躁。阳生阴长，阳杀阴藏……此阴阳反作，病之逆从也。"提出了万物的变化源于阴阳，疾病亦本于阴阳。阴阳具有互根、互动、互制、交感、消长、转化、胜复的规律，而阴阳学说既可以说明人体的组织结构、生理功能和病理变化，还可以指导疾病的诊治、预防和对药物作用机理的认识，在整体观理论中发挥着重要的作用。《黄帝内经》还认为所有事物及现象可以分为五类，分属五行，其间存在着生克、乘侮、制化、胜复的关系，是辨证过程中重要的思路，如四季、性味、音律、情志及人体的五脏均可分属于五行，经常有肝木乘脾土、木火刑金等可联系到人体的生理活动、病理变化。再细化人体可具体到脏腑经络，不少的中医著作中阐述人体五脏的功能特点，以及相络属经络气血循环的功能。《灵枢·经别》有云："夫十二经脉者，人之所以生，病之所以成，人之所以治，病之所以起，学之所始，工之所止也，粗之所易，上之所难也。""经脉者，所以能决死生，处百病，调虚实，不可不通。"《灵枢·本脏》云："经脉者，所以行气血而营阴阳，濡筋骨，利关节者也……是故血和则经脉流行，营复阳阴，筋骨劲强，关节清利矣。"反映出气血通过全身经脉循环往复地运行于全身内外。樊兰英主任辨证论治过程中，先辨别阴阳五行，后确定脏腑经络，思路清晰，如对汗出恶风怕冷者注重阴阳营卫的调和，对颞下颌关节紊乱者注重辨别疾病所在经络位置，对胸前区疼痛者注意辨病位在心或胃的区别等。

四诊为望、闻、问、切，是中医学最基本的诊断方法。望：观察患者的神、色、形、态，身体局部及分泌物、排泄物的外观变化。闻：通过医生的听觉及嗅觉，辨别患者的语言、呼吸、咳嗽等声音，身体及其排泄物、分泌物的气味。问：对患者及陪诊者进行有目的的询问，了解患者目前的症状、疾病的发生原因、经过、诊疗过程、病史、生活习惯、外在环境等。切诊：医生用手切脉，触按患者身体有关的部位等。四诊相互补充，彼此不可取代，必须结合应用才能准确地诊断疾病。樊兰英主任临床诊断手段准确、经验丰富，如患者面色晦暗无华可能为气血不足、湿热熏蒸、血瘀内阻导致；咳嗽尾音异常，日久不愈多发展为咳嗽变异性哮喘；头发干枯无华，多为肾精不足；舌体不自主颤动，多为心血不足等。

由此可见，中医诊断的基本法则为整体审查、四诊合参、辨证求本。始终把人体作为一个整体，与自然界相联系，再细化到人体的阴阳、五行、脏腑经络，通过四诊的互证，综合、反复思考，去伪存真，判断推理，最后才能准确辨证。

二、见微知著，司外揣内，统摄整体

如果说三才具备、四诊合参为整体到个体的论述，此篇则为见微知著、司外揣内、统摄整体的逆向论证。

见微知著，意思是观察局部、微小的变化，可以测知整体的、全身的病变。这是因为人体是一个不可分割的有机整体，任何一部分都与整体或其他部分密切联系，尤其一些特殊的表现、体征，因而局部可反映整体的生理、病理信息。樊兰英主任通过四诊，临床总结出一些具有特殊意义的表现与体征，如失眠患者，舌尖颤动，多属心血不足，主因阴血不足而风动化颤；皮肤病患者，皮损色淡暗，伴脱屑，多为血虚荣养不足导致；耳鸣的中年男性患者，本正值天癸旺盛期，但头发无华干枯，所谓血为发之余，精血不足无以上荣，而肾本为先天之本，精血化生之源，故主要为肾虚所致；咳嗽，咳白痰，咽痒，尤其咳嗽尾音嘶嘶不清，多以咳嗽变异性哮喘论治，临床治疗效果尤为突出。

思外揣内，则为通过外在的表现、变化，可以测知人体内在所对应脏腑的病变。《灵枢·本输》有云："肺合大肠，大肠者，传道之腑。心合小肠，小肠者，受盛之腑。肝合胆，胆者，中精之腑。脾合胃，胃者，五谷之腑。肾合膀胱，膀胱者，津液之腑也。少阴属肾，肾上连肺，故将两脏。三焦者，中渎之腑也，水道出焉，属膀胱，是孤之府也。是六腑之所与合者。"此为脏腑之间的联系。《素问·六节藏象论》言心"其华在面"，肺"其华在毛"……脾胃"其华在唇"。此为外表与五脏之间的联系。人体十二条经脉与脏腑之间的联系，如临床颞下颌关节紊乱，提示与胃、胆经之间的联系，从而联系到五脏的关系；头痛因经络循行部位不同，可判断出额头、眼眶痛为阳明胃经头痛，头侧痛为足少阳胆经头痛，颠顶痛为足厥阴肝经头痛，并且指导不同的引经药物对应治疗。另外再细致到眼睑，《灵枢·大惑论》曾提道："五脏六腑之精气，皆上注于目而为之精。精之窠为眼，骨之精为瞳子，筋之精为黑眼，血之精为络……上属于脑，后出于项中。"甚至鼻子、耳朵、舌、腹部等也能进行细分，分别对应人体的脏腑或部位。所以樊兰英主任认为看病要细致，要多方面、多角度去看待问题，提炼出主要的临床表现、体征，再通过中医理论、辨证思维得出疾病的病因病机过程，病位所在，所具证型，对应予以治疗。

通过见微知著、思外揣内，最终回到本源整体，樊兰英主任总说"中医不是治病，而是治人"。人是一个完整的个体，是社会中的参与者，是自然界的产物，会随环境、季节、地域等影响，人的生老病死是连贯、动态的。在整体观念下，还要用动态发展的思维去考虑，目前以"中医治未病"最为突出，而当我们真正做到见微知著、思外揣内、统摄整体时，就能发现人体生理、病理的发展走向，才能实现"治未病"的目标。

三、用药依据"四标准"原则

樊兰英主任临床用药，坚持精准辨证而使处方有效、谨慎用药而使处方安全、精简用药而使处方经济、因人制宜而使处方适当。

1. 有效

辨证论治是中医的精髓，面对每一位患者，樊兰英主任都耐心细致地进行望、闻、问、切四诊合参，甚至当有些患者一踏入诊室时她就已经注意到了患者面色、步态、神志等方面存在的问题，在交流前即发现部分问题，如面色垢、面色㿠白、唇部疱疹、肢体活动不利等，而这些体征也在治疗过程中逐渐改善，亦是取得疗效的外在表现。

2. 安全

用药的安全性主要体现在用量、配伍、药性等方面。樊兰英主任临床用药，除个别需加大剂量（如苍耳子 15g）外，很少超量使用具有毒副作用的草药、避免应用"十八反""十九畏"中的配伍，坚持药物用量不在大而在精准，四两亦可拨千金。另外，对于大寒、大热药物的使用，也依据患者体质及病情轻重，中病即止或伍他药佐制，避免因药物应用而变生他病。

3. 经济

随着中草药成本的升高，中药汤剂的价格亦随之增加，而对于长期服用中药的患者来说也是一笔不小的支出，尤其是没有医保的外地患者。樊兰英主任在临床亦考虑到这一点，在不影响疗效的情况下，尽量选用更经济的药

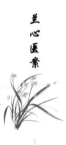
兰心医案

物，减轻患者负担。有时甚至几块钱就可以帮患者解决病痛。如唇风患者，仅外用香油炸制的大黄、黄柏油即可缓解。

4. 适当

用药的适当性主要体现在根据患者的体质、病情的轻重缓急合理用药，如相类似的病证，体壮而邪盛者用量宜大，体弱者用量宜轻；卫表疾病用量宜轻；慢性疾病或脾胃虚弱者药物用量宜轻。

四、善于总结、开阔思路、探索创新

樊兰英主任临床工作30年，跟随王老学习近10年，直至现在，依然坚持不断学习，每日读书，并将所学应用于临床，师古而不泥古，除传承中医经典，还将西医为中医所用，倾尽全力为患者解除病痛。在治疗反流性食管炎、月经失调、带状疱疹、不孕症、银屑病、更年期综合征、小儿厌食症等方面有独特的认识和方法，疗效显著。

常用对药和角药

一、常用对药

1. 陈皮－苦杏仁

陈皮性温，味辛、苦，归脾、肺经，具有理气开胃、燥湿化痰之效；苦杏仁性微温，味苦，归肺、大肠经，具有降气平喘、润肠通便之效。两药合用，既可作用于脾、大肠，理气润肠，又可作用于肺，治疗因肺气不足或宣肃异常引起的便秘。而且现代药理研究表明陈皮具有调整消化系统的作用，临床可将两药与其他通便药物配伍使用，治疗各种证型的便秘。

2. 黄精－磁石

黄精性平，味甘，归肺、脾、肾经，具有补气养阴、健脾、润肺、益肾之效；磁石性寒，味咸，归肝、心、肾经，具有平肝潜阳、聪耳明目、镇惊安神、纳气平喘之效。两药合用，可治疗阴虚火旺引起的耳鸣、耳聋。

3. 麦芽－川楝子

生麦芽性平，味甘，归脾、胃经，具有行气消食、健脾开胃、退乳消胀之效；川楝子性寒，味苦，归肝、小肠、膀胱经，具有疏肝、行气、止痛之效。两药合用，可行气止痛，治疗因肝热、肝气郁滞引起的诸症。

二、常用角药

1. 柴胡－白薇－地骨皮

柴胡性微寒，味苦，归肝、胆、肺经，具有和表解里、疏肝、升阳之效；白薇性寒，味苦、咸，归胃、肝、肾经，具有清热凉血之效；地骨皮性寒，味甘，归肺、肝、肾经，具有凉血除蒸、清肺降火之效。三药合用，柴胡解表散邪，白薇、地骨皮清气分、血分之热，共奏退热之效。

2. 黄芪－防风－薏苡仁

黄芪性微温，味甘，归脾、肺经，具有益气固表、利尿、托毒排脓、生肌之效；防风性温，味甘、辛，归膀胱、肝、脾经，具有祛风解表、除湿之效；薏苡仁性凉，味甘、淡，归脾、胃、肺经，具有健脾利湿、除痹止泻、清热排脓之效。三药合用，可益气、祛风除湿、利水消肿，常用于颈椎、腰椎等疾病引起的神经性麻木、疼痛或带状疱疹后遗神经痛。

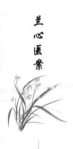

3. 大血藤－三棱－莪术

大血藤性平，味苦，归大肠、肝经，具有清热解毒、活血祛风、止痛之效；三棱性平，味辛、苦，归肝、脾经，具有破血行气、消积止痛之效；莪术性温，味辛、苦，归脾、肝经，效同三棱。三药合用，既可清热解毒，又可活血，可用于胃痛、反酸、月经失调、妇科炎症等证属血瘀又兼有内热的病证。

4. 茵陈－滑石粉－生薏苡仁

茵陈性微寒，味苦、辛，归脾、胃、肝、胆经，具有清湿热、退黄疸之效；滑石粉性寒，味甘、淡，归肺、胃、膀胱经，具有利尿通淋、清热解暑之效；生薏苡仁性凉，味甘、淡，归脾、胃、肺经，具有健脾利湿、除痹止泻、清热排脓之效。三药合用，淡渗利湿，可治疗湿热内蕴之脾胃病、皮肤病、肝胆病等。

5.柴胡－黄芩－金钱草

柴胡性微寒，味苦，归肝、胆、肺经，具有和解表里、疏肝、升阳之效；黄芩性寒，味苦，归肺、胆、脾、大肠经，具有清热燥湿、泻火解毒之效；金钱草性微寒，味甘、咸，归肝、胆、肾、膀胱经，具有清热利湿、通淋、消肿、利湿退黄之效。三药合用，清胆腑之热，调和胆胃。

6.炒酸枣仁－珍珠母－紫石英

炒酸枣仁性平，味甘、酸，归肝、胆、心经，具有宁心、补肝、敛汗、生津之效；珍珠母性寒，味咸，归肝、心经，具有平肝潜阳、定惊明目之效；紫石英性温，味甘，归肾、心、肺经，具有镇静安神、温肺、暖宫之效。三药合用，可用于治疗因心神不宁或心失所养引起的心悸、怔忡、失眠等症。